50歳をすぎて「最近、気力・体力が落ちた」と思ったら読む本

平澤精一
マイシティクリニック院長
（医学博士）

フォレスト出版

はじめに

「気力・体力が落ちた」「疲れやすい」「イライラする」「気分が晴れない」「やる気が出ない」「なんとなくうつっぽい」……このうちいくつか当てはまっているあなた。もしかしたらあなたは男性ホルモンのテストステロンが少なくなっているかもしれません。

もしもあなたが40代後半以上だとしたら、更年期に入っている可能性もあります。

更年期は女性だけに限った現象ではなく、男女平等に存在するものなのです。

しかも女性の場合は更年期を抜けたらバリバリと元気を取り戻していくのに対

し、男性の場合は更年期をきっかけにして、どんどん心身がつらくなっていく一方なことも少なくありません。

というのも、意欲や行動力、決断力、意志の強さなどは、男性ホルモンのなせるわざだからです。

実は「男性ホルモン」「女性ホルモン」と呼ばれる性ホルモンはその両方が男女どちらにも存在します。男性にも女性ホルモンがあり、女性にも男性ホルモンがあります。

女性が更年期を抜けると元気になっていくのは、女性ホルモンが減少する一方、テストステロンが増えていくからです。

ところが残念なことに男性の場合、男性ホルモンの分泌は20代をピークとして年々少なくなっていきます。

厄介なのは、テストステロンはストレスによって減少の度合いが加速するということです。加齢によってテストステロンが減っていくのに加えて、40代後半以降ともなると仕事や人間関係、家庭のストレスが容赦なく追い打ちをかけてきますよね。

これが中高年以降「強くて元気な女性 VS. 気弱で元気のない男性」の構図が生まれる要因です。

その上、日本では昔から「男は我慢」「弱音を吐いてはいけない」と言われてきました。

女性の更年期は「市民権」を得ていますが、男性更年期はまだまだ知られていません。

のっけから暗い話をしてしまいましたが、安心してください。

この本はそうしたテストステロンの減少による不調は改善できることを記した本です。これを読んでいただければきっと解決策が見つかります。

自然に任せていれば減っていく一方のテストステロンですが、治療を受けるなり生活習慣を改善するなりすれば、分泌が促されてさまざまな不調が改善していきます。

私は泌尿器科医師として早くから男性更年期に着目し、たくさんの患者さんの治療にあたってきました。

その経験から、どんなに症状が重い人でも、適切な治療を受けたり食事をはじめとした生活習慣を見直したりしさえすれば、男性更年期を乗り越えていけることを確信しました。

明けない夜がないように、男性更年期も正しく対処しさえすれば必ず終わる日が来ます。

この本には私が長年かけて培った、男性更年期を乗り越えるためのスキルがたくさん詰まっています。

第1章ではテストステロンとは何か、第2章では現在の治療法、第3章ではテストステロンの分泌を促すための食事や生活習慣について、それぞれできる限りわかりやすく解説しました。

この本が、どうやって中年の危機（ミッドライフ・クライシス）を乗り越えていくかを考える一助となれば著者としてこれほどうれしいことはありません。

目次

第2章 50代が分かれ道！ あなたの健康はテストステロンで決まる！ 59

第3章 まだ間に合う！ テストステロン体質に変える33の健康習慣

【意識して食べたい食材】

第1章

「ホルモン」は じつは人生の司令塔

「男の幸せ」を決めるのは
テストステロンだった！

原因不明の不調が続くのは、テストステロン分泌低下のサイン

若いときはもっと仕事に意欲的だったし、モテモテだったわけじゃないけど、それなりに女性と縁もあった。あんな日々はどこへ行ってしまったんだろう……そんなふうに思っている中高年男性はとても多いです。

みんなプライドがあるので口には出さないだけで、心の中にそんな思いを抱え、何とか一日一日をやり過ごしているのです。

中にはギリギリのところで踏ん張っている人もいるでしょう。はっきりとした病気の症状があるわけではないけれども、なんとなくいつもスッキリしないし、なんとなく気力、体力が落ちた気がする……正体がつかめないだけに不安になりますよね。いつ脱け出せるかわからないトンネルに入りこんだ気分なのではないでしょうか。

実はそうしたさまざまな不調の原因の多くは、テストステロンという名の男性ホルモンの分泌低下にあります。もしもあなたが50代以上だとしたら、その可能性がきわめて高いです。

「テストステロン」という名の男性ホルモンは年齢とともに減少する

男性ホルモンはアンドロゲンとも呼ばれるステロイド・ホルモンの一種です。このホルモンを構成する主要な成分に「テストステロン」と呼ばれる物質があります。他にも男性ホルモンを構成する物質はありますが、ご説明が煩雑になりわかりづらくなるため、まずは**「男性ホルモン＝テストステロン」**という前提でお話をしていくことにします。

テストステロンの分泌量は20代がピークで、その後、年齢とともに減少してい

■ 日本人男性におけるフリーテストステロン値の年齢分布 ■

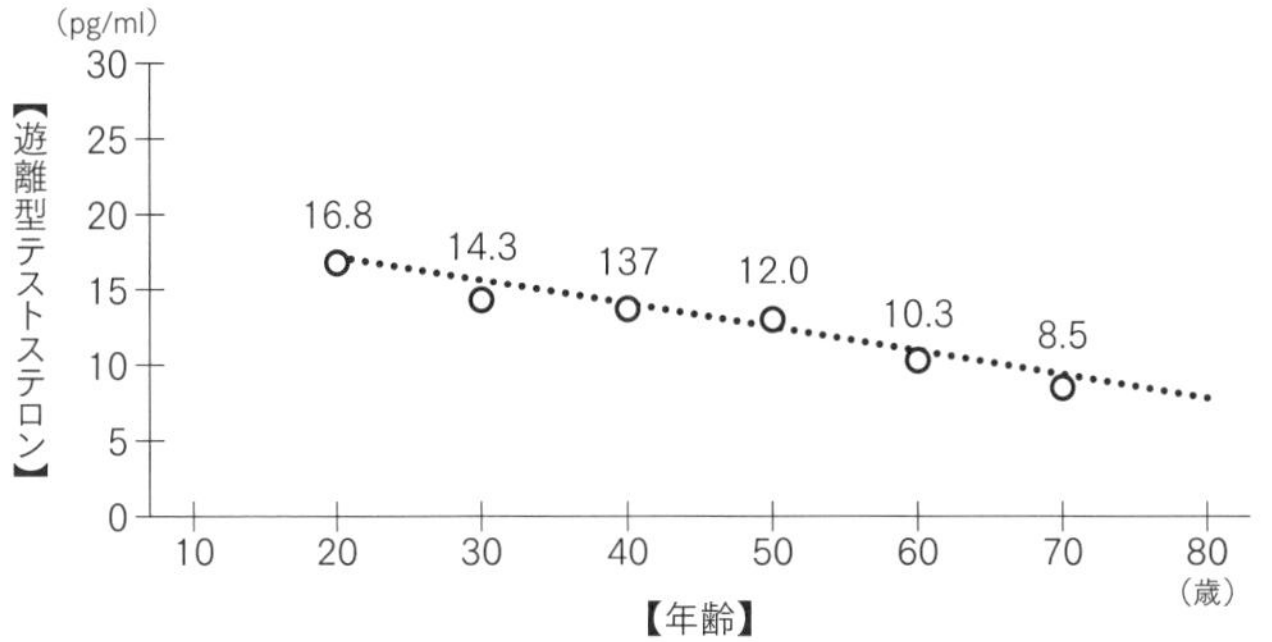

出典：岩本晃明ほか：日泌会誌 95：751, 2004

きます。

テストステロンは意欲、競争心、行動力を高める作用を持つホルモンです。若いときに、何ごとに対しても積極的に取り組み、てきぱきと判断したり行動したりすることができるのは、このホルモンの分泌が盛んなことが関係しています。

その一方、年齢を重ねて分泌量が減少していくと、「今ひとつやる気が出ない」「行動力がなくなった」「以前のように決断ができない」といった悩みが生じやすくなっていきます。

まさに男の人生の幸不幸はホルモンにかかっていると言っても過言ではないのです。

最強の司令塔「ホルモン」は
ごく微量で作用する

ごく少量で体に強い作用を及ぼす「ホルモン」

男性の人生の幸不幸を握っているのは、テストステロンという名の男性ホルモンです。

ここで少し、ホルモン全般について簡単にご説明しておきましょう。

俗に「男性ホルモン」「女性ホルモン」と呼ばれているのは、私たちの体の中に100種類以上あるとされるホルモンのうち、「性ホルモン」に分類されます。

数あるホルモンはそれぞれ異なった働きを持ちます。私たちの体には消化吸収や血液や体液の循環、呼吸、免疫、代謝などがムラなく一定に行えるような自動調節機能が備わっています。ホルモンは、こうした自動調節機能をスムーズに働かせるための潤滑油のような働きをするものです。

ただし体内における分泌量はきわめて少なく、「50mプールに水をいっぱい張った中に、スプーン一杯のホルモンを入れて混ぜたくらい」と言われるほどです。

（出典：https://www.j-endo.jp/modules/patient/index.php?content_id）

適正な量を分泌し、体を一定に保つ働きをする

ホルモンの分泌量はごく少量ですが、強い作用を持っています。私たちの体には呼吸や体温、水分量などを一定に保つ「恒常性」が備わっています。その恒常性を保つ原動力となっているのがホルモンなのです。

たとえば私たちが生命を維持するには、一定の水分が必要です。水分が著しく不足すると脱水症状となり、生命維持が困難になります。そんなことのないよう、体内の水分が不足すると恒常性が脳に働いて、のどの渇きを感じさせて水を飲ませるホルモンを出したり、腎臓に働きかけて尿を濃縮させ、体内の水分が過剰に排出されるのを防ぐホルモンを出したりするしくみになっています。

■体内の内分泌臓器■

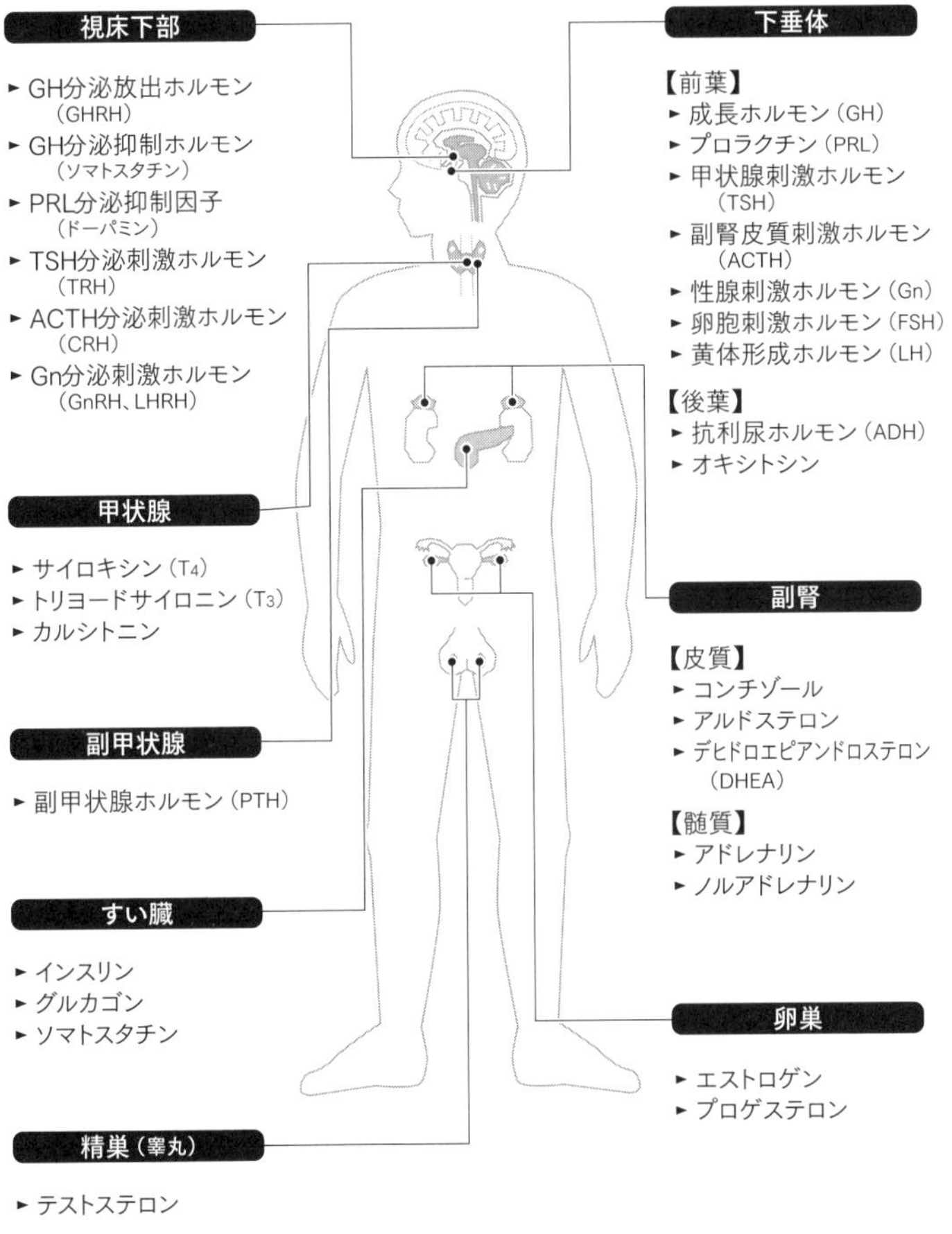

これらのほかに、心臓、消化管、腎臓、肝臓、脂肪組織、胎盤などからもホルモンは分泌されています。

テストステロンの減少は
ストレスが
トリガーになりやすい

男性更年期障害（LOH症候群）の原因とは？

加齢に伴って、人によってはさまざまな不調が現れて日常生活に支障を来すことがあります。これが男性更年期障害であり、その中でテストステロンが低下して起こるものが**LOH症候群（加齢男性性腺機能低下症候群）**です。LOH症候群は40代後半から罹患する人が増え、50〜60代が最も多くなっています。

テストステロンの量は10代前半のいわゆる「第二次性徴期」から急激に増え始めて20代でピークを迎えたあと、徐々に減少していきます。

テストステロンがゆるやかに減少するのは自然の摂理です。ピークに比べて減ってはいても一定量が保たれていれば、大きな不調は起こりにくくなります。

ところが何らかの原因で急激にテストステロンが減少すると、体が恒常性を保てなくなってバランスを崩し、さまざまな不調を起こすようになります。

その状態がLOH症候群です。

テストステロンの減少を招く要因はいくつかありますが、その代表的なものとされているのがストレスです。

テストステロンは脳の視床下部や下垂体というところから「テストステロンを作れ」という指令を受け、主に精巣で作られます。**ところがストレス状態が長く続くと、脳からの指令が「作れ」ではなく「テストステロンを作るな」に変わってしまうのです。**

50代といえば職場でも家庭でも多くのストレスを抱えやすい年代です。60代になると会社員であれば雇用関係が変わって年収が下がるなど、「もう現役バリバリではない」という現実を突きつけられやすくなります。最盛期の自分はもう終わったという思いから、ガックリしているところへ、加齢によるテストステロン減少が加わって、LOH症候群を発症しやすくなっていきます。

■ テストステロンの働き ■

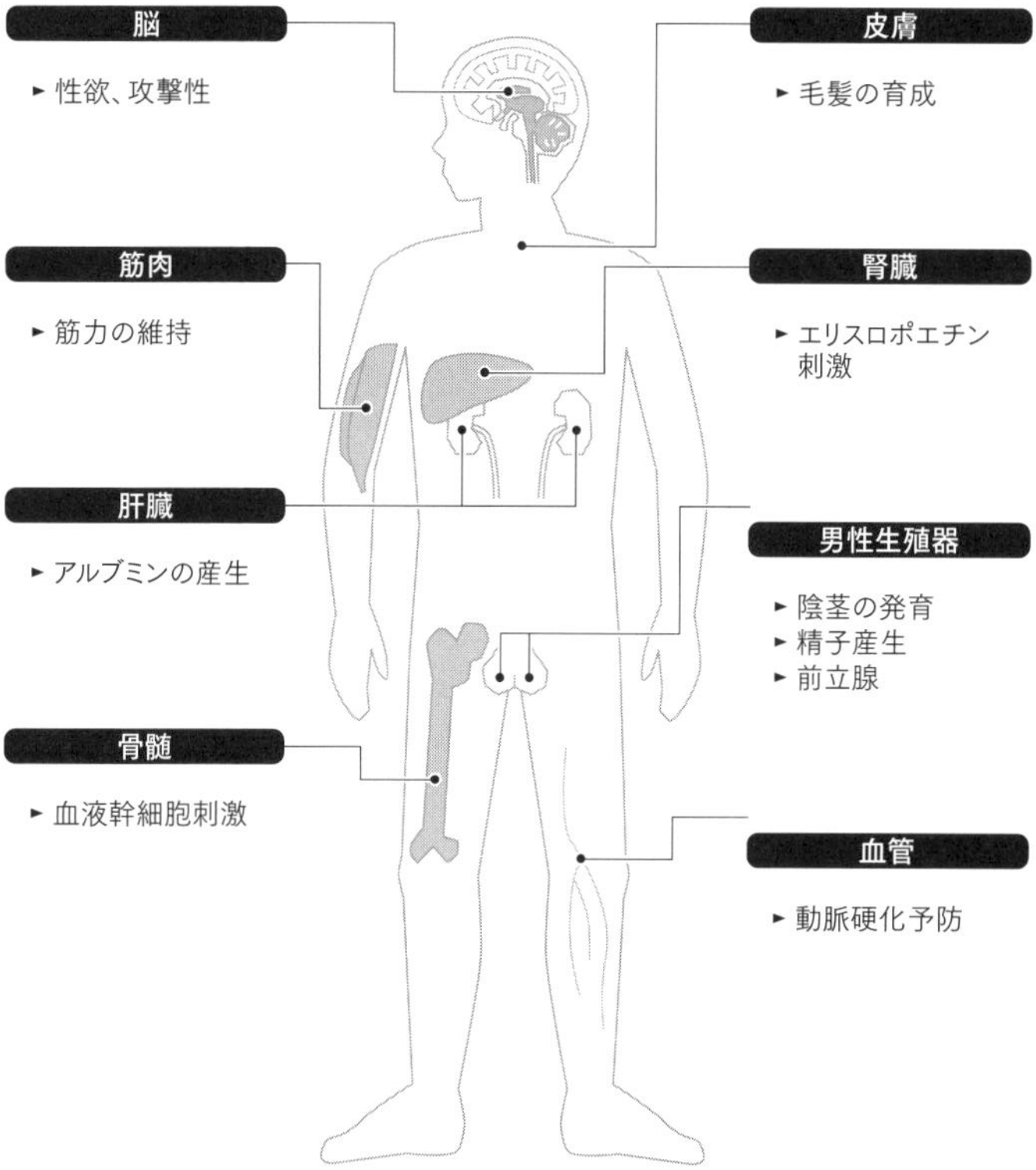

出典：LOH症候群（加齢性腺機能低下症）
順天堂大学・順天堂医院泌尿器科
juntendo-urology.jp

日本の封建的な空気が男性を追い込んできた!?

男性にもある！「更年期」という心身の壁

日本で男性更年期の存在が知られるようになったのは、ここ20年くらいのことです。「クイズダービー」などの人気番組にも出ていた、はらたいらさんという漫画家がカミングアウトしたのがきっかけでした。

多忙をきわめていたにもかかわらず無理をしすぎたことがきっかけで、いつのころからか倦怠感を強く感じるようになり、ひところはうつ症状も出ていたそうです。

この経験をユーモラスに描いた『はらたいらのジタバタ男の更年期』という本がヒットし、はらたいらさんご自身の知名度もあって、一気に女性だけではなく男性にも「更年期」というものがあることが知られるようになりました。

「男はつらいよ」の時代が長かった

女性の更年期は昔からよく知られています。月経が止まれば女性ホルモンが減少し、それによってさまざまな不調が起こってくることは周知の事実ですし、「婦人科」という名称の診療科や学問領域が成立してもいます。だから女性は自分の体の不調に気づきやすかったし、対策も立てやすかったと言えます。

一方、男性の更年期は長いこと放置され続けてきました。とはいえ、男性に更年期があることは欧米では知られており、特にイギリスなどでは早くから「男性科」を標榜する医師が存在していたと聞いたことがあります。

しかし、日本ではつい最近まで男性を取り巻く封建的な空気がありました。「男は弱音を吐かない」「くじけるやつは根性がない」「ギリギリのところまで頑張るのが当たり前」という根性論や精神論がまかり通っていました。ちょっとした体の不調なんか気のせいだ、仕事に励んで吹き飛ばせ的な言われ方をされ、「なまけたいだけなんじゃないか」と言われるのが怖くて追い詰められた人も少なくなかったと思います。

ようやく日本でも研究が進められるようになった

そうした風潮の中、男性更年期障害というものがあること自体を社会が認めなかったし、学問の世界も同様でした。

日本の泌尿器学会でようやく体系的に研究が進められるようになったのは２００６年のことですが、その先頭に立った先生によると、認められるまでにかなりの軋轢《あつれき》があったそうです。ときには「男にも更年期があるなどと荒唐無稽《こうとうむけい》なことを言っていると、将来の君の地位はなくなるかもしれないね」と言われたこともあったと聞きました。

私自身も早くから男性ホルモンに注目して患者さんたちの治療にあたってきたので、現在のように「男だってつらいときはつらいと言っていい」「男性にも女性同様に更年期がある」ことが広く認知されてきたことを、心からうれしく思っています。

つらいときは「つらい」と言おう

つらいことをつらいと言えない、休息を取ることも許されないなんて、人権侵害もいいところです。

令和の時代になって早5年。コロナ騒ぎは起こるわ大災害は頻発するわで、なかなか安定しない日々が続いていますが、ここへ来て多様性にスポットライトが当たるようになり、従来の画一的な見方が通用しなくなってきました。

強さを求められ続けてきた私たち男性にとっては、生きやすくなった側面もあるのではないでしょうか。今の時代に男性更年期を発症するのは、ある意味、わずかながらの救いとも言えるかもしれません。

ストレスがかかると男性ホルモンがストップする

オンモードとオフモードを区別する「自律神経」の働きとは？

もう少しストレスとテストステロンとの関係についてご説明しましょう。

みなさんは「交感神経」や「副交感神経」という言葉を聞いたことがありますか？　いずれも人間の意思で制御することのできない「自律神経系」に属する神経で、交感神経は活発な行動が求められるときに活動する**「オンモード神経」**、副交感神経はリラクゼーション時に働く**「オフモード神経」**と思ってください。

これら2つの神経が交互に優位に立つことによって、私たちは日常生活をスムーズに回していくことができます。

たとえば仕事をするとき、誰しも緊張感を覚えるでしょう。こんなとき優位に立っているのはオンモード神経である交感神経です。一方、プライベートでリラックスしているとき優位に立つのはオフモード神経である副交感神経です。

この区別がはっきりできていれば、バリバリやらなければいけないときと、ゆったりリラックスして過ごすときとの切り替えがうまくでき、心身ともに健やかに過ごすことができます。これが**「自律神経のバランスの取れた状態」**です。

ところが私たちの生活にはストレスがつきものです。仕事、人間関係、お金、健康と、いつもパーフェクトな状態でいられることのほうが難しいですよね。

先ほどご説明したように、体にストレスがかかると、通常、脳から出ている「テストステロンを分泌しなさい」という指令が、「テストステロンを分泌してはいけない」に変わってしまいます。

脳内のテストステロンの分泌指令を出す部位と自律神経をコントロールする部位は近くにあります。そのためテストステロンバランスの乱れが自律神経の失調を招きますし、またその逆も起こり得ます。こうなると交感神経と副交感神経のスイッチングがうまくできなくなってしまいます。結果として「まったくリラックスできない」「神経が苛立って休まらない」という事態に陥ってしまうのです。

■ 交感神経と副交感神経 ■

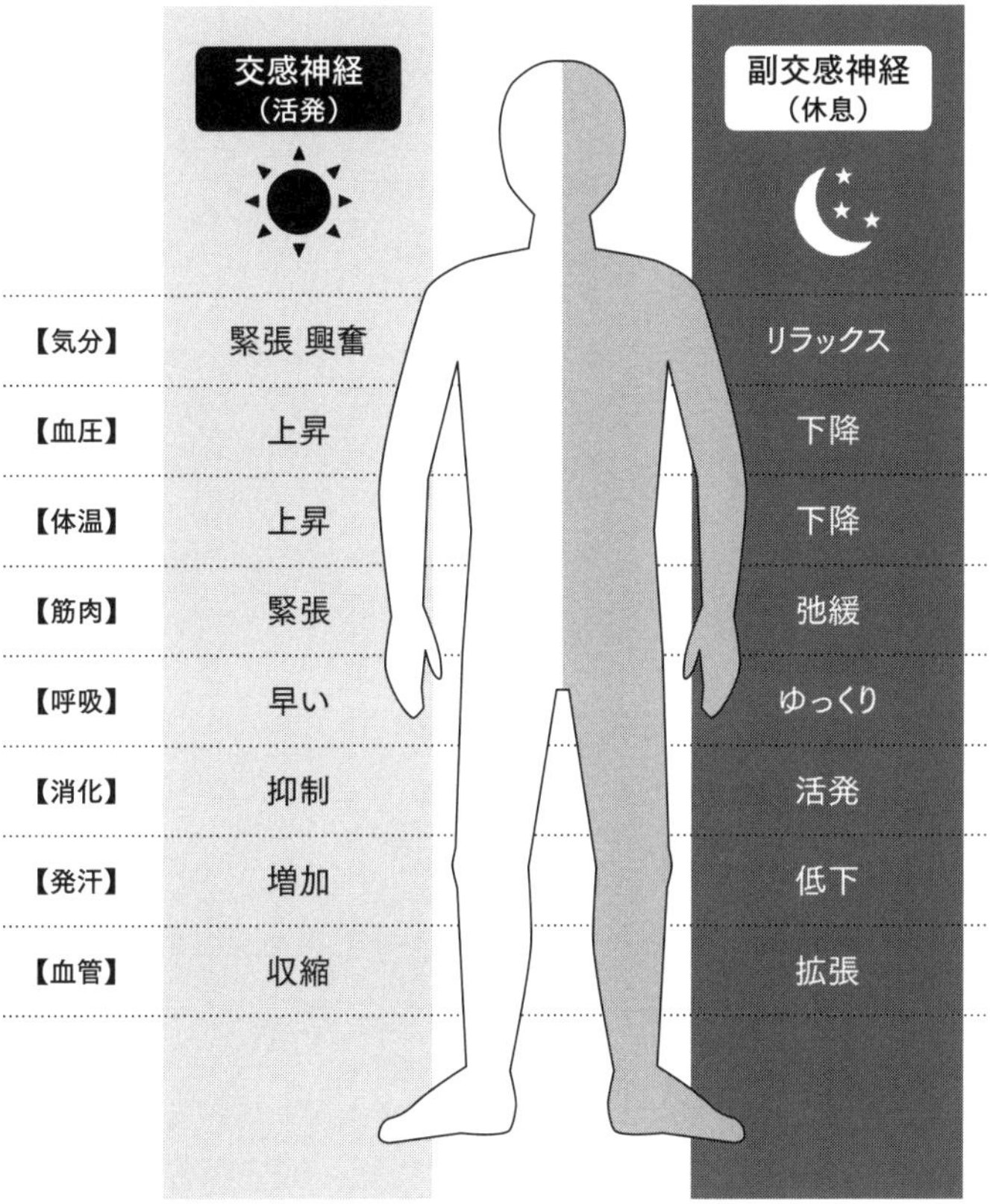

出典：自律神経失調症の鍼灸治療
博多の耳鳴り・難聴・自律神経に強い鍼灸院 健養堂はり灸治療室
kenyoudo.com

テストステロンが不足すると骨や筋肉が弱くなる

骨が弱って骨折の原因に

テストステロンが不足すると、骨が弱ってスカスカになる「骨粗しょう症」を引き起こします。

骨は毎日、古くなった骨を溶かして壊す「骨吸収」と、そこに新たな骨を作る「骨形成」を繰り返しています。そのサイクルがぴったり合っていることで健康な骨が形づくられます。

ところがテストステロンが不足するとそのバランスが崩れてしまい、骨吸収に骨形成が追いつかなくなってしまいます。その結果、骨にスポンジのような空洞が生まれて骨密度が低下し、スカスカになってもろくなってしまうのです。

高齢者の方が「転んで足・脚の骨を折ったのをきっかけに寝たきりになった」というのを聞いたことはありませんか？

足・脚は体の土台であり、その土台を構成するのは骨です。人間は立って歩くのが基本の体の作りになっているので、足・脚の骨折によって寝たきりになってしまうと全身の臓器がうまく働かなくなり、最終的に多臓器不全に陥って生命を維持できなくなってしまいます。

筋肉が弱ると全身の状態が悪くなる

テストステロン不足は骨だけではなく筋肉量を減らします。

適切な筋肉量を維持することは、健康を守る上できわめて大切なことです。というのも筋肉は骨と骨をつなぎ、伸び縮みすることで歩いたり座ったりといった日常の動作を可能にする役割を担っているからです。

そもそも地球に生きる私たちは一刻たりともやむことなく常に重力の影響を受けています。その中で体を支えていられるのは、私たちの体に筋肉がついているからなのです。

ほかにも筋肉には、外部の衝撃から内臓や骨を守る働きもありますし、心臓から押し出された血液を体のすみずみまで送る役割も担っています。

心臓は血液を送り出すポンプなので、心臓から離れた場所になるほど送り出された血液の勢いは弱くなります。ここで活躍するのが筋肉です。

筋肉が伸びたり縮んだりすることによって静脈に圧力がかかって、血液の循環が促されるからです。この作用は**「筋ポンプ作用」**と呼ばれます。特に心臓から遠く離れた足の血液循環をよくするのに大きな役割を果たすのが、ふくらはぎの筋肉です。

そのほか、体温が適正に保たれたり、代謝を上げて生活習慣病を予防したりするのも筋肉の働きによるものです。

筋肉が弱るとこれらの働きが鈍ってきて、健康を維持することが難しくなっていきます。

テストステロン不足による動脈硬化は下半身から始まる

「朝立ちなし」に要注意！

朝立ちは男性が健康かどうかのバロメーターです。もしも「最近、朝立ちしていないな」と感じたら要注意。体からのSOSのサインと思ってください。というのも**朝立ちがないということは、血管の老化が進んでいる可能性があるからです。**

先ほどテストステロン不足は筋肉を弱らせるというお話をしました。血管も筋肉でできているため、テストステロンが不足すると血管の柔軟性が失われてきて、動脈硬化が起こってきます。

男性の場合、体の中で最も細い動脈はペニスにある陰茎動脈です。その直径はわずか1～2mmです。**朝、勃起しないということは動脈硬化を起こしている可能性が高い**ということなのです。

動脈硬化は命に関わることも

朝立ちしなくなったことを「もうアッチがダメなのか」ですませてはいけません。動脈硬化からきているとしたら、のちのち命に関わるリスクがあるからです。

動脈硬化は血管の老化によって血管の柔軟性が失われ、硬くなってもろくなることを言います。

動脈硬化は体中のどこでも起こる危険性があります。男性の場合、先ほどもお話ししたようにもっとも細いペニスの動脈で最初に起こります。

これを放置しておくと、いずれ心臓の冠動脈や脳につながる首の頸動脈、脳動脈といった体の中の重要な血管で動脈硬化が進み、次のような病気を発症するリスクが高まります。

◆狭心症・心筋梗塞

冠動脈は心臓に酸素や栄養を運ぶ重要な血管です。ここで動脈硬化が進むと心臓への血流が悪くなって、胸が苦しくなったり痛くなったりする狭心症や、冠動脈の血管がつまって血流が止まり、心臓の筋肉組織が死ぬ心筋梗塞を起こすことがあります。

◆脳梗塞

脳梗塞とは脳内の血管がつまって脳の細胞にダメージを与える病気です。脳細胞は一度死ぬと二度と復活することはないため、体に障害が残るだけでなく、最悪の場合は死にいたります。

◆腎機能障害

腎臓に酸素や栄養を運ぶ血管が動脈硬化になると、腎臓の働きが低下して腎硬化症や腎萎縮、尿毒症などを発症するリスクがあります。

内臓脂肪や肥満も
テストステロン不足が原因

メタボ体型とテストステロン不足の関係

若いときはガリガリにやせていた人や筋肉質だった人が、中年以降目覚ましく太ることがあります。いわゆるメタボリックシンドロームによる「メタボ体型」です。

男性の場合、おへその高さのお腹周りが85cm以上で、かつ血圧・血糖・脂質の3つのうち2つ以上が基準値を超えていると、メタボリックシンドロームと診断されます。

男女を問わず、中年以降になると若いころに比べて体に脂肪がついて太りやすくなりますが、メタボリックシンドロームが強く疑われる人は男性のほうが圧倒的に多いという現実があります。

なぜかというとメタボリックシンドロームにはテストステロンが深く関わって

いるからです。

肥満は血液をドロドロにして生活習慣病を引き起こす

肥満に関連する健康障害は、**①耐糖能障害　②脂質異常症　③高血圧　④高尿酸血症・痛風　⑤冠動脈疾患　⑥脳梗塞　⑦脂肪肝　⑧月経異常　⑨睡眠時無呼吸症候群・肥満低換気症候群　⑩運動器疾患　⑪肥満関連腎臓病**　の11個があると言われています。

①の「耐糖能障害」とは糖尿病ほどではないけれども、血糖値が正常より高値となる状態のことを言います。初期の糖尿病の症状に似ており、糖尿病の予備軍と考えて差し支えありません。

⑤の冠動脈疾患や⑥脳梗塞が最悪の場合、死に至ることもあるのは先にご説明した通りです。

いずれの疾患も肥満によって血液中の脂質が多くなり、血液がドロドロになることが原因で起こります。肥満の人は体脂肪が多く、その体脂肪によって圧迫されて血管も細くなりがちです。

細くなった血管をドロドロの血液が通るわけですから、どうしても血管に無理な負荷がかかります。また血液自体の粘度が高くなっているため、血管内に「おり」のようにたまっていきやすくもなります。

本来であればスースー流れていくはずの血液の流れが悪くなり、あちこちにたまった血管内の「おり」によって詰まりが生じる可能性が高くなっていきます。

「メタボ体型」と聞くと、ちょっとユーモラスな感じがしますが、健康に与えるダメージは「ユーモラス」などとは言っていられないほど深刻なものです。

いささか厳しい言い方になってしまいますが、その原因となるテストステロン不足を放置することは、自分の将来を投げうつようなものと考えていただいたほうがいいでしょう。

テストステロン不足は認知症の発症リスクを高める

不安感、意欲減退、イライラ……全部テストステロンのせい？

テストステロンの低下は、筋力の低下や血液状態を悪化させて体にダメージを与えるだけではありません。抑うつ気分や不安、不眠などの精神症状を起こす原因にもなります。

気分の落ち込みや不安感、不眠などの症状が長く続き、日常生活に支障を来すようになると、うつ病を発症している疑いがあります。

テストステロン値が低いと抑うつ症状に陥りやすくなり、特に中高年でうつ病を発症している人はテストステロン値の低い人が多いことがわかっています。テストステロンの分泌が減少することによってホルモンバランスが崩れ、不安やイライラ、意欲減退といったうつのような症状が出てくると考えられます。

なぜ、認知症を引き起こすのか？

抑うつ気分や不安が続くと、人と関わったり元気に外で活動したりする気持ちにはなれなくなっていきます。

するとますますテストステロンの分泌量が減り、抑うつ気分や不安がさらに強くなって自分の殻に閉じこもりがちになる悪循環が生まれます。

するとどうなると思いますか？

よくお年寄りが骨折などでしばらく寝たきりになったのをきっかけに二度と自力で立ち上がることができなくなったという話を聞きます。寝たきりになった期間、足腰の筋肉が使われることがなかったため、衰えてしまったのが原因です。

これと同じことが脳でも起こります。筋肉も脳も絶えず「使い続けること」自体がトレーニングになっているので、使われなくなったとたん衰えていってしまいます。

なお、**認知症の中には「アミロイドβ《ベータ》」と呼ばれる異常タンパクが脳内に蓄積して起こる「アルツハイマー型認知症」や、脳梗塞や脳出血などによって引き起こされる「血管性認知症」など、いくつかの種類がありますが、そのいずれもがテストステロン不足によって起こる可能性があります。**

テストステロン不足による動脈硬化は血管性認知症のリスクを高めますし、内臓脂肪もアミロイドβを脳内に蓄積させる悪玉物質を分泌していると考えられているからです。

そもそもテストステロンにはアミロイドβの蓄積を予防する働きがあるともされています。テストステロンがきちんと分泌されることは、認知症予防の上で重要な役割を果たしているのです。

テストステロンは女性が元気に長生きするための重要なホルモン

閉経後の女性が元気になる理由

テストステロンは男性だけが持っているわけではありません。**女性の体にも存在しています。**

男性のテストステロンは主に精巣で作られますが、女性の場合は卵巣がテストステロン生成の役割を担います。

女性のテストステロン分泌量は男性の10～15分の1程度です。

女性の場合、閉経を機に女性ホルモンの分泌量が減少するため、男性ホルモンであるテストステロンの相対的な量が増える傾向が見られます。閉経を迎え、更年期を脱け出した女性が元気で活動的になることが多いのは、体内のテストステロンの相対的な量が増えるためと考えられます。

健康を保つためには テストステロンの増加が 必要不可欠！

テストステロンが「幸せな老後」をもたらす

男性はもちろん、女性にとってもテストステロンは健康を維持する上で重要な役割を果たします。

ここまでご説明してきたように、「筋肉の質と量を保つ」「骨の新陳代謝を促す」「動脈硬化を防ぐ」「肥満を予防する」「認知症予防」など、私たちが健康を保つ上で必要なことすべてにテストステロンが関わっているからです。

テストステロンの分泌が一定程度に保たれているかどうかが、中年期以降の健康を左右すると言っても過言ではありません。人間にとって最も大切なものの一つが健康であることに異論のある人はいないでしょう。

テストステロンが老後の幸福度に深く関係していることがおわかりいただけたのではないでしょうか。

第2章

50代が分かれ道！あなたの健康はテストステロンで決まる！

まずはテストステロンの量を調べてみよう

テストステロンチェックの方法

第1章ではテストステロンが減少することで起こる心身の不調についてくわしくご説明しました。続くこの章ではテストステロンが減少している場合の対処法について解説していきます。

さて、みなさんは今、ご自身のテストステロン量がどうなっているのか知りたくなっているのではないでしょうか。

まずは次ページの質問票でテストステロン低下の可能性があるかどうかのチェックをしてみましょう。

この質問票は**「ハイネマンのAMSスコア」**と呼ばれ、男性更年期障害をチェックするための代表的なものです。

	なし	軽い	中程度	重い	非常に重い
	1点	2点	3点	4点	5点
筋力の低下					
憂うつな気分 （落ち込み、悲しみ、涙もろい、意欲が沸かない、気分のむら、無用感）					
“人生の山は通り過ぎた”と感じる					
力尽きた、どん底にいると感じる					
ひげの伸びが遅くなった					
性的能力の衰え					
早期勃起（朝立ち）の回数の減少					
性欲の低下 （セックスが楽しくない、性交の欲求が起こらない）					

合計点

26点以下 ▸▸▸ 症状なし　27～36点 ▸▸▸ 軽度
37～49点 ▸▸▸ 中程度　50点以上 ▸▸▸ 重度

■ ハイネマンのAMSスコア ■

各項目を1〜5の5段階で自己評価を行い、合計点を出して判定してください。

	なし 1点	軽い 2点	中程度 3点	重い 4点	非常に重い 5点
総合的に調子が思わしくない （健康状態、本人自身の感じ方）					
関節や筋肉の痛み （腰痛、関節痛、手足の痛み、背中の痛み）					
ひどい発汗 （思いがけず突然汗が出る。緊張や運動と関係なくほてる）					
睡眠の悩み （寝付きが悪い、ぐっすり眠れない、寝起きが早く疲れが取れない、浅い睡眠、眠れない）					
よく眠くなる、しばしば疲れを感じる					
いらいらする （当たり散らす、些細なことですぐ腹を立てる、不機嫌になる）					
神経質になった （緊張しやすい、精神的に落ち着かない、じっとしていられない）					
不安感 （パニック状態になる）					
身体の疲労や行動力の減退 （全般的な行動力の低下、活動の減少、余暇活動に興味がない、達成感がない、自分をせかさないと何もしない）					

心配なら病院を受診しよう

受診するなら「泌尿器科」の男性更年期外来

男性更年期障害チェックの結果が中程度以上(37点以上)だった場合、自覚症状次第では病院を受診したほうがいいかも知れません。できればご自宅の近くや勤務先の近くなど、通いやすい医療機関を受診することをおすすめします。

後ほどくわしくご説明しますが、場合によっては少しの間、定期的に通院することで治療効果が上がり、短期で治療を終えることができるからです。そうなったとき、ご自身の生活圏にある医療機関を選んでおくと何かと便利です。

診療科は主に泌尿器科になりますが、その中でも特に男性更年期の症状に対応した治療をしているところにしておくと安心です。日本メンズヘルス医学会のホームページでは医学会の定める **「テストステロン治療認定医」** が確認できます。

テストステロンの検査は午前中の早い時間に受けるのがベスト

午前中はテストステロンの量の変動が少ない

テストステロンの量検査は、血中濃度を測定することによって行い、その単位はテストステロンの成分によって「ng／ml」や「pg／ml」という単位で表されます。ちなみに「pg」は「ピコグラム」と読み、ナノグラム（ng）の1000分の1、ミリグラム（mg）の10億分の1の単位となります。

テストステロンは一日の中でも分泌量が変動します。そのため血液検査を行う場合は、テストステロンの量の分泌が最も活発になる午前中の11時前後に行うのがいいでしょう。

また再通院が必要になった場合、正しいテストステロン値を測定できるよう、1回目と同じ時間帯に通院して血液検査を受けるようにしてください。

テストステロン値はどこまで下がったらまずいか？

日本では「遊離テストステロン」の値を測定する

2006年に日本泌尿器学会が作った「診療の手引き」では、テストステロンのすべての値（＝総テストステロン）ではなく、遊離テストステロンという最も活性の強いテストステロンの値を測定し、診断することになっています。

日本以外の国では総テストステロン値を測定して診断をしているのですが、日本人の場合、海外のデータを当てはめても一致しないことが多いため、このような方式が取られることになりました。

実は遊離テストステロンはテストステロン全体のわずか1～2％しかないのですが、その少量の遊離テストステロンの量こそが患者さんの状態を正しく反映していると日本泌尿器学会は考えたわけです。

20代のいちばん低い値を下回ったら治療が必要

さて、その遊離テストステロンの量ですが、「ここを下回ったら治療が必要」という最下限値が定められています。

テストステロンは20代がもっとも分泌が盛んです。そのため20代のいちばん低い値を超えるような状況に持っていく必要があるのではないかという議論がなされました。

その結果、20代のいちばん低い値である8・5pg／mlを下回ったら「男性更年期」と診断し、治療開始となるという目安が設定されて現在に至ります。

■ 男性におけるテストステロン値の推移 ■

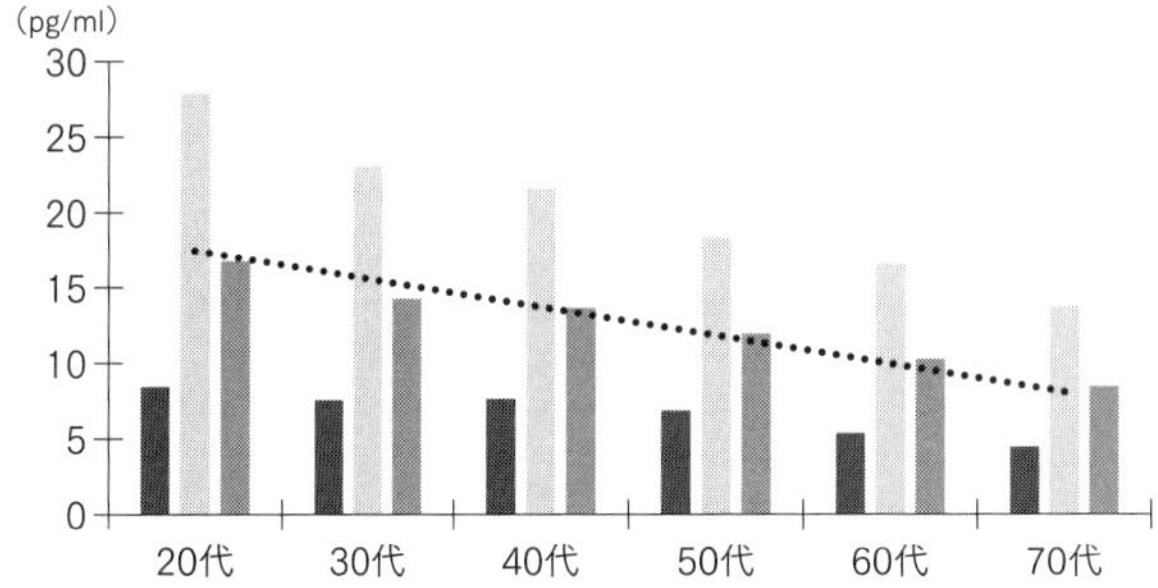

	20代	30代	40代	50代	60代	70代
■ 下限値	8.5	7.6	7.7	6.9	5.4	4.5
■ 上限値	27.9	23.1	21.6	18.4	16.7	13.8
■ 標準値	16.8	14.3	13.7	12	10.3	8.5

出典：テストステロンの男女別・年齢別の基準値とは
DANTES（ダンテス）―男性向け医療・健康情報サイト―

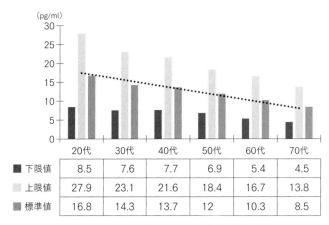

即効で
テストステロンを増やしたいなら
ホルモン注射

ホルモン注射で不足分を補う

テストステロンが不足している場合でも、時間をかけて食事をはじめとした生活習慣を変えていけば、男性更年期の症状が治まり、数値も改善することが期待できます。

とはいえ、あまりに症状が強く出ており、「こんなに体調が悪いのは我慢できない！」という方もいます。そのような場合、私は「まずはお薬で症状を改善させましょう」とご提案しています。

注射によってテストステロンを補充する**「テストステロン補充療法」**と呼ばれる治療法です。保険が適用されるため高額な治療費がかかることもありませんし、効果が高い上に副作用も少ないからです。

「ホルモンを補充する」と聞いただけで「大丈夫なのだろうか？」と不安に思わ

れる方もいらっしゃるかも知れません。

しかしテストステロンはもともとご自身の体内で作られているわけです。低下した分を補うだけであり、過剰に投与するものではないのでさほど心配される必要はありません。

注射は左右の腕や臀部に2～4週間に一度のペースで打ちます。費用は医療保険の種類によって異なりますが1回850円程度です。水溶性のコロナワクチンなどとは異なり、脂溶性であるため痛みはほとんどありません。

副作用とその他の治療法

とはいえ、そこはやはり薬ですから「副作用は100%ありません!」と断言することはできません。

中には顔に吹き出物が出たり、血液中の赤血球の細胞が異常に増殖する多血症や肝機能障害といった副作用が起こったりする場合があります。

そのため治療は常に専門の医師の管理のもと、慎重に行わなければなりません。

また、**前立腺がんの患者さんで腫瘍マーカーのＰＳＡ値が一定以上の人の場合、前立腺がんを進行させる恐れがあるため、テストステロンの補充療法はできないとする規定が存在します。ご注意ください。**

なお、その他の治療法として陰嚢《いんのう》の皮膚にテストステロンの塗り薬を塗る方法もあります。**ただし手に入りやすい塗り薬はテストステロンの含有量が少なく注射ほどの効果が期待できず、保険適用外です。**含有量の多い塗り薬もありますが、これを使うにはテストステロン治療認定医の診断と処方が必要で、ひと手間かかります。

それでも「注射よりは塗り薬がいい」と思われるのであれば、病院で医師に相談してみるといいでしょう。

漢方薬で
テストステロンを増やす

ホルモン注射と漢方を併用すれば、さらに治療効果が上がる

私のクリニックでは男性更年期と診断された患者さんにテストステロン補充療法を行うとともに、漢方薬も服用していただいています。

西洋医学は病気の起こっている部位に対して投薬や手術などでダイレクトに働きかけ、症状を改善する対症療法的なものであるのに対し、東洋医学では病気や体の不調の原因を解決することを目指します。

テストステロン補充療法で症状が改善するとはいえ、根本的な原因がなくなるわけではありません。

そこでまずは比較的効果が速く出やすい注射によって不足したテストステロンを補うのに合わせて、漢方薬を使ってゆっくり体質改善をしていって、いずれはホルモン注射をやめても、自分の体内で一定のテストステロンを作り出せること

を目標にしましょう、というわけです。

私が処方している漢方の一部をご紹介しましょう。

◆補中益気湯《ほちゅうえっきとう》

自律神経失調症やうつ・更年期障害の全身倦怠感、ＥＤなどの改善のほか、テストステロンを増やす効果があるとされています。

◆柴胡加竜骨牡蠣湯《さいこかりゅうこつぼれいとう》

精神不安や更年期神経症に効果的とされています。

◆牛車腎気丸《ごしゃじんきがん》

体力が低下した高齢者や、腰から下が冷えやすく排尿障害がある場合に用いられる漢方です。

◆八味地黄丸《はちみじおうがん》

副腎で作られ、テストステロンの元となるＤＨＥＡ（デヒドロエピアンドロステロン）を増加させる作用があるとされています。

その人に合った漢方薬の処方が必要

漢方薬は生薬を原料としているため、安全性が高いイメージを持っている人が多いのではないでしょうか。とはいえ、薬の合う・合わないはありますし、合わなかった場合、副作用が生じる可能性もあります。個々人の症状や体質に合った漢方薬を飲むことで期待する効果が得られるものです。

また、医師が処方した場合でも最初から個々の患者さんに合った漢方薬を選べるとは限りません。いくつか試しながらその人に合った漢方薬を選ぶことになるかと思います。なお、漢方薬は健康保険が適用されるので、あまり費用がかからずにすむという点もメリットといえるでしょう。

食事や生活習慣を改善すれば、自力でテストステロンを作れるようになる

ホルモン注射は離脱できる

ホルモン注射は有効な治療法ではありますが、私はそれに頼りきりになることをおすすめはしません。

現在のところ自己注射は認められていないため、患者さんは定期的に通院しなくてはなりません。時間的な負担が少なくありませんし、一時的に不足したテストステロンを補うのは有効な治療法ではありますが、やはり**「自前のテストステロン」にかなうものはない**と考えているからです。

ホルモン注射は「通常一生行われるものであり、経過観察も生涯の義務」とされていますが、私はできれば対症療法的に期間限定で使うことが好ましいと思っています。

「自前のテストステロン」の量を増やす方法

必要十分な量の「自前のテストステロン」は、漢方薬を使うと同時に、食事の内容の見直し・質の高い睡眠を取る・運動習慣を持つなど生活習慣を変えていくことで作り出せるようになっていきます。

これまで多くの患者さんの治療にあたってきましたが、早い人では生活習慣の見直しを始めて3週間くらいで「効果が実感できるようになりました」と報告してくださるケースもあります。

食事や睡眠、運動習慣の見直しは、テストステロンの分泌量を増やすだけではありません。中高年以降、発症率が高くなる心臓病や脳卒中、糖尿病などを予防するのに役立ちます。

「ピンチはチャンス」とよく言われます。テストステロン不足による不調は、あなたにとって大きなピンチでしょう。でもこれをきっかけにご自身の生活習慣を見直すことができれば、これから先を健康に生きていくためのチャンスに変えることができます。

第3章ではそのための具体的な方法をご紹介していきます。

第3章

まだ間に合う！テストステロン体質に変える33の健康習慣

生活を改善すれば、テストステロンは増える

第3章では、テストステロンを増やすための具体的な方法をご紹介していきます。テストステロン低下による気力や体力の減衰は、食生活を変えることで予防・改善を期待できます。

クリニックでは、テストステロン補充療法などの応急処置的な治療も行いますが、並行してここで紹介するような食事や運動の指導を行い、体がもともと持っている「テストステロンを作り、分泌する機能」が正常に働くようにしていきます。

すると、例えばうつ症状が強く出ていた方であれば不安感が軽減し、倦怠感が強く現れていた方は、「だるさが楽になった」とおっしゃることも多いです。また、身体的な変化としては、眠りの質が上がった方や、いわゆる「朝立ち」の頻度が増える方もいます。そうなればしめたもの。テストステロンを作り、分泌する機

能が改善してきている証拠です。

まずは3週間トライしてみる

本書では、普段の生活にぜひ取り入れてほしいことを**「食事」「運動」「生活習慣」**に分け、ご紹介しています。何か一つだけを実践するのではなく、食事と運動、そして環境も整えるというように複合的に取り入れることが大切です。

まずは3週間を目安に続けてみましょう。個人差はありますが、3～4週間でメンタル面や身体面に変化が出てきます。「なんとなく調子が良くない」と感じていた症状が和らげば、気分が前向きになり、意欲が湧いてきます。すると活動的な生活を送ることができるようになり、それによってさらにテストステロンが分泌される「好循環」が生まれます。もしも変化がなく不調を感じるなら、早めに病院で受診しましょう。

食事編

ビールは一日1缶まで　お酒を飲むなら赤ワインを

ビールは、男性ホルモンの分泌量を減らす可能性あり

一日の仕事を終えたあとのビールや、寝る前の晩酌を習慣にしている方も多いでしょう。しかしテストステロンを増やすことを考えると、ビールに関しては注意が必要です。

ビールは原料にホップを使っていますが、ホップには**「ナリンゲニン」**という成分が含まれています。このナリンゲニンには女性ホルモンに似た作用があることがわかっており、**ビールをたくさん飲めば、相対的に男性ホルモンの分泌量が減ってしまう可能性があります。**

厚生労働省がお酒の適量として推奨するのは、純アルコールで20g以下。ビールなら350ml（ビール1缶分）です。私もテストステロンへの影響を考えると一日に飲む量はこの範囲にとどめておくべきだと考えています。

赤ワインは体の酸化を抑えてくれる

もちろん適量のお酒を飲むことで、リラックスできたり血流が良くなったりするといったメリットもあります。そこでせっかく飲むのなら、ポリフェノールがたっぷり含まれている赤ワインをおすすめします。

108〜111ページでもくわしくご説明しますが、体の酸化を抑える抗酸化物質をとることがテストステロンの分泌を促すと考えると非常に大切です。強い抗酸化作用はテストステロンの減少を防ぎ、その働き自体を強める作用もあると言われているからです。

赤ワインに含まれるのは、ポリフェノールの中でもより強力な抗酸化作用のある**「レスベラトロール」**という物質です。レスベラトロールは**「長生きポリフェノール」**とも呼ばれ、細胞の酸化を防ぎ、人間に備わっている長寿遺伝子を活性化させる働きがあるのです。

もちろん飲み過ぎは生活習慣病を招く

ただし、いくら抗酸化作用を期待できる赤ワインであっても、飲み過ぎは生活習慣病につながる恐れがあり、注意が必要です。ちなみにテストステロン分泌の低下を含めた男性更年期障害は、生活習慣病の一種であり、糖尿病、高血圧、高脂血症、脂質異常といった生活習慣病を防ぐための対策はテストステロンの減少にも有効です。ですからお酒の適量は守ったほうがいいでしょう。先ほどの厚生労働省の推奨量では、ワインは2杯程度(240㎖)が適量となります。

そして、お酒とセットでおつまみを食べる方も多いと思いますが、本書で紹介する、テストステロンの生成に良い影響を与える食材をメインに選ぶ意識を持ちましょう。

食事編

食品添加物が多く含まれるレトルト食品は「非常食」とする

食品添加物には注意が必要なものも

例えば単身赴任中の方や残業が多い方は、どうしてもレトルト食品や冷凍食品、ファストフードといった食品添加物が多い食事に偏りがちです。実は、加工食品に多く含まれる食品添加物「ポリリン酸ナトリウム」「フィチン酸」は、亜鉛を体内から排出し、あるいは吸収しにくくする作用があるとされています。そして亜鉛はテストステロンと関連性が高いと考えられている大切なミネラルです。

最近はこうした食品添加物が使われる加工食品も少しずつ減ってきていると推測しますが、テストステロン値が低下している患者さんにどんな食事をしているかを聞くと、加工食品が中心となっていることが多く、やはり関係があると感じています。忙しいときは利用しても構いませんが、あくまで「非常食」という意識を持ち、これらをメインとする食生活は避けたほうがいいでしょう。

食事編

朝食をしっかり食べて生体リズムを整える

ホルモン分泌を促し、基礎代謝もアップ

ホルモンの分泌は24時間周期で変化し、テストステロンは午前11時がもっとも多く分泌されることがわかっています。こうした機能をつかさどる生体リズムをしっかり整えることが、テストステロンを増やすことにつながります。そして生体リズムをコントロールするのが**体内時計**。体内時計を正常に働かせるためには、朝食をしっかり食べることが大切です。

朝食を食べれば、眠っていた胃腸が動きだし、体温が上がります。実は、**体温が1度上昇すると、基礎代謝量が13％上昇する**と言われています。基礎代謝量が増えれば、脂肪が分解される量も増えます。太っている人はテストステロン値が低い傾向にあるため、太りにくい体を作るという点からも、朝食をしっかり食べることはおすすめです。

食事編

朝食がパン派なら、ヨーグルト・サラダを加える

朝食でテストステロン分泌に必要な栄養素を摂る

朝食では、なるべくテストステロンの分泌につながる栄養を摂りたいもの。具体的な栄養素は後述しますが、和食は栄養バランスも良く、みそ汁、納豆、卵焼き、ひじきといったメニューなら、タンパク質や食物繊維、ビタミンやミネラルなどをたっぷり摂ることができます。朝食にパンを食べている方は、ヨーグルトや卵、野菜サラダ、果物を加え、飲み物は豆乳や牛乳を組み合わせましょう。

なお、朝食を食べる時間がない日も、バナナ1本でも口に入れておくことが大切です。長時間食事を摂らないと糖が体に入らず、疲れやすくなります。

最近は「プチ断食」も流行っていますが、断食により糖が不足すると、カロリー源として体内に蓄えられた糖、脂質が順に利用され、最終的には筋肉のタンパク質が分解され消費されるので、テストステロン代謝にとってはよくありません。

食事編

睡眠中にテストステロンをしっかり作るため夕食は軽めにする

夕食は脂肪を溜め込みやすい

平日は仕事を終えたあとでなければ、ゆっくり食事をする時間が取れない方もいるでしょう。しかし夜にたくさん食べるとカロリーを消費できないまま就寝することになり、脂肪の溜め込みが起こります。テストステロンと関係があると考えられているのが、内臓脂肪を蓄え、高血圧や高血糖といった症状を伴う、メタボリックシンドローム。メタボの人はテストステロン値が低い傾向にあり、テストステロンの補充でメタボの改善が期待できるとされています。テストステロンの分泌量を増やすためにも、太りやすい食生活は避けたほうがいいのです。

さらに夜にしっかり食べることは、眠りの質にも影響します。人は脳の温度が下がるときに眠気を感じるようになっていますが、食べたものを消化・吸収すると熱が発生します。たくさん食べるほど多くの熱が発生しますから、脳の温度はそのぶん下がりにくくなります。テストステロンは基本的に夜作られるため、睡眠はとても大切。夜にたくさん食べることで、眠りが浅くなってしまうのです。

夜は低GI値の食品がおすすめ

遅い時間の夕食は、血糖値という点でも注意が必要です。血糖値を上げたまま眠ると、インスリンの分泌量や質の低下につながり、糖尿病となる可能性も出てくるのです。

血糖値を上げるのが、お米やパンなどに含まれる炭水化物。夕食後のデザートも、血糖値をさらに上げる要因です。ですから、私はできれば炭水化物は18時前に摂っておくのがいいと考えています。ちなみに体内時計を正常に働かせるためには、朝食を食べてから12時間以内に夕食をとることが理想だとされています。

とはいえ、仕事を終えてからの夕食となるとなかなかそうはいきません。私も診療を終えて帰宅すると、22時を過ぎてしまいます。そのため夕方、診療の間の2、3分で、パンやおにぎり、あるいはバナナを食べることを心がけています。そして、帰宅後に改めてリンゴやナッツなど、血糖値が上がりにくい低GI値の食品を食べて空腹を満たして眠るようにしています。

もちろん会食を楽しんだり、1週間のご褒美で休日の夜に美味しいものを食べたい日もありますよね。私はそれはそれで楽しめばいいと思っています。その代わり、自宅で食べる日は量を調節し、メリハリをつけるといいでしょう。例えばフルコースを食べに行ったときに、ご飯やパンは食べないようにすることもできます。なんでも我慢するのではなく、ご自身のライフスタイルに合わせて、炭水化物の摂り方を調整したり、夕食を軽くする日を取り入れてみてください。

食事編

【意識して食べたい食材】

コレステロール豊富な「卵」

コレステロールはテストステロンの材料になる

みなさんは、コレステロールを「メタボになる」と敵対視していませんか?

しかしコレステロールは、人間の体の細胞やホルモンなどの材料になるもの。テストステロンの原料でもあります。 もちろんコレステロール値が高すぎる人は動脈硬化などの危険がありますが、コレステロールが不足すると、テストステロンの生成にも影響します。

コレステロールが豊富に含まれている食品は、卵やレバーです。特に卵は「完全栄養食」とも呼ばれ、タンパク質や、ビタミン・アミノ酸がバランスよく含まれています。1個の鶏卵（50～60g）に含まれるコレステロールは200～260mg。もともとコレステロール値が高い人は注意が必要ですが、一日に卵1～2個を目安に食べることをおすすめします。

食事編

【意識して食べたい食材】

「大豆・魚・肉」でタンパク質をしっかり摂る

三大栄養素の一つ、タンパク質は体の基本

テストステロンの大部分は、精巣（睾丸）で生成・分泌されます。そして精巣をはじめとする体の組織は、タンパク質に含まれるアミノ酸によって作られています。つまりタンパク質が不足すれば、体にさまざまな不調が現れ、もちろんテストステロンの分泌もスムーズにいかなくなります。

そして、筋肉の材料になるのもタンパク質です。筋肉をつければテストステロンが上昇することがわかっているので、その点からもタンパク質は積極的に摂りたい栄養素です。

タンパク質は魚や肉、大豆に多く含まれていますが、肉なら脂肪の少ない赤身肉をおすすめします。特に牛肉の赤身肉には脂肪の燃焼を促してくれるL－カルニチンという栄養素が多く含まれているので、積極的に食べましょう。

食事編

【意識して食べたい食材】

納豆・山芋・オクラ・モロヘイヤなど「ネバネバ食品」

ネバネバ成分には食物繊維が豊富

健康に良いイメージのある納豆や山芋、オクラ、モロヘイヤ、なめこといったネバネバした食品。実際に食物繊維が豊富でテストステロンの生成を促したり血糖値の上昇を抑える効果があるとされています。

ネバネバの正体はさまざまで、納豆は旨味成分でもあるグルタミン酸とフラクタンという成分、山芋であればペクチンがネバネバのもととなっています。タンパク質と一緒に食べれば、その吸収をサポートしてくれるとも言われています。

食欲が低下する夏場などは、本章で紹介した卵や肉・魚が食べにくいと感じることもあるでしょう。そんなときにネバネバ食品を組み合わせるのもおすすめです。「卵かけご飯」に納豆をのせればタンパク質・コレステロールが摂れますし、マグロ丼にすりおろした山芋をかけ、「山かけ」にするのもおすすめです。

【意識して食べたい食材】

体を活性酸素から守る「鮭」

鮭に含まれるアスタキサンチンで、テストステロンを減少させる活性酸素を除去

鮭は「抗酸化作用」の非常に強い食材です。**抗酸化作用とは、テストステロンを低下させる要因の一つである活性酸素を除去する働きのこと。**抗酸化作用のある食材はテストステロンの分泌をアップさせるためにもぜひ食べていただきたいと考えています。

そもそも活性酸素とは、酸化する力が強い酸素のことで、人が呼吸をするだけでも自然と生まれます。体に悪影響を与える細菌や化学物質に対抗してくれる「良い働き」もする一方で、活性酸素が増えすぎると、問題のない細胞も傷つけてしまい、さまざまな病気や老化を引き起こします。

実はテストステロンにはもともとこの活性酸素を取り除く働きがあります。そのためテストステロンが減少すると活性酸素が増え、増えすぎた活性酸素の働きからホルモン生成にも悪影響が及び、ますますテストステロンが減少するという悪循環に陥ってしまいます。だからこそ、活性酸素を除去してくれる抗酸化物質を積極的に摂る必要があるのです。

そして、男性は特に動脈硬化という点からも、抗酸化物質を積極的に摂る必要があります。動脈硬化は血管の老化によって血管が硬く細くなっていく現象ですが、これは活性酸素の作用が大きな要因となっています。

第1章で述べた通り、体の中で最も細い動脈は陰茎を通っています。つまり陰茎はもともと動脈硬化が非常に起こりやすい器官なのです。動脈硬化といえば、心筋梗塞や脳梗塞にもつながることはよく知られていますが、**最初に動脈硬化が起きるのが陰茎なのです。陰茎の動脈硬化は、男性機能の低下にも直結します。**

アスタキサンチンはビタミンCの6000倍の抗酸化力

抗酸化物質には、ビタミンA、ビタミンC、ビタミンE、コエンザイムQ10、セサミン、リコピンなどさまざまなものがありますが、突出しているのが鮭に含まれる**アスタキサンチン**です。緑黄色野菜などの色素成分であるカロテノイドの一種で、エビやカニといった甲殻類や一部の海藻など、海に広く分布している天然の赤い色素にあたります。**このアスタキサンチンには、実にビタミンCの6000倍、ビタミンEの1000倍もの抗酸化力があります。**

しかも一部のビタミンは加熱によって栄養成分が失われてしまいますが、アスタキサンチンは加熱しても変化しません。したがって、鮭は、生で食べてもいいし、蒸し焼き、ソテー、フライ、煮物など、調理法を問いません。外食でもメニューに鮭を使った料理があれば、ぜひ食べてください。

食事編

【意識して食べたい食材】

リコピン豊富な「トマト」

油を使った加熱調理で摂取率がさらにアップ

強い抗酸化作用のある食品をもう一つご紹介するなら、トマトがおすすめです。**トマトの赤色色素にあたるリコピンは鮭に含まれるアスタキサンチンと同じカロテノイドの一種。ビタミンEの100倍以上の抗酸化作用があります。**鮭に比べると抗酸化作用は低いものの、トマトに含まれるクエン酸は、テストステロンの生成に関わっていると考えられている亜鉛の吸収も高めてくれます。

トマトは生で食べることも多い野菜ですが、リコピンを摂取することを考えると、加熱されている料理がおすすめです。加熱によって細胞壁が壊れ、吸収率が高まるためです。また、リコピンは油に溶けやすい性質があるため、油を使った料理であればさらに吸収率が高まります。トマト炒めやチーズ焼き、トマトをふんだんに使ったメニューが多いイタリア料理もいいでしょう。

食事編

【意識して食べたい食材】

亜鉛たっぷりの「牡蠣《かき》」

必須ミネラルの亜鉛は不足しがちな栄養素

必須ミネラルの一つである亜鉛は、体の免疫機能を高め、新陳代謝やエネルギー代謝をサポートするなどさまざまな働きがあり、人間の体になくてはならない栄養素です。さらに、人間はもともと体内で活性酸素を無害化する抗酸化酵素を合成することができますが、その抗酸化酵素を構成する成分の一つが亜鉛です。

亜鉛は**「セックス・ミネラル」**とも呼ばれていますが、男性の前立腺や精子にも多く含まれており、亜鉛がなければ精子を作ることができません。性機能の維持にも必須なのです。

テストステロンの生成にも、亜鉛が関わっているのではないかと考えられています。科学的にはまだ解明されていませんが、体内の亜鉛が低下している人はテストステロンの値も低く、また毛髪に含まれる亜鉛の濃度が高い人は、テストステロンの値も高いという調査結果もあります。私自身も長く男性更年期障害の治療に携わるなかで、亜鉛にはずいぶん前から注目しており、クリニックでも亜鉛を補充する治療を取り入れてきました。

食べ物からしか補充できない亜鉛
最も多く含む食材は牡蠣

亜鉛は体内で作り出すことができないため、食べ物から摂る必要があります。厚生労働省が推奨する亜鉛の食事摂取基準は、50〜69歳の男性で一日10mg、女性で8mgです。しかし、日本人は亜鉛が十分に摂取できていないのが実情です。亜鉛が十分に摂取できない状態が続くと「亜鉛欠乏症」となり、食欲不振や脱毛、味覚や嗅覚の異常が現れますが、日本人に少なくありません。

食材の中で亜鉛の含有量が圧倒的に多いのが牡蠣であり、5粒（約60g）のなかに、7・9gの亜鉛が含まれています。 しかし、ヨーロッパでは盛んに牡蠣を食べる文化がありますが、日本ではそれほどメジャーな食材ではありません。ただ、牡蠣フライ、牡蠣の炊き込みご飯、牡蠣のソテーなど、牡蠣を使った料理もさまざまなものがありますから、苦手でなければぜひ積極的に食べてください。

なお、**クエン酸は亜鉛の吸収率を高めるため、牡蠣フライにはレモンをかけるといいでしょう。** また亜鉛は水溶性なので、煮ると成分が水に溶け出してしまいます。雑炊やスープなどで汁ごと食べるようにしましょう。

ちなみに牡蠣は燻製のものであれば、より亜鉛の含有量が高まります。 燻製の牡蠣60g中に含まれる亜鉛は15・2gとなり、約2倍です。燻製牡蠣は缶詰でも販売されているので、自宅にストックしておくことも可能です。

食事編

【意識して食べたい食材】

空腹時にも便利な「ナッツ」

亜鉛が多く、手軽に食べられる

牡蠣に比べると亜鉛の含有率は落ちますが、レバー、茄子、乳製品、ナッツといった食品にも亜鉛が含まれています。その中でも毎日手軽に食べられるのがナッツです。ナッツの種類ごとの亜鉛の含有量は、かぼちゃの種７・７㎎、松の実６㎎、カシューナッツ５・４㎎、ひまわりの種５・０㎎、アーモンド３・７㎎、くるみ２・６㎎（※すべて１００ｇあたりの亜鉛含有量）となります。

例えばアーモンドはビタミンEや食物繊維も摂れるなど、ナッツは亜鉛以外の栄養も豊富。私は食間や寝る前など小腹が空いたときに食べるようにしています。パンやお菓子などで余計なカロリーを摂取するのを抑えることができます。外出時に市販のミックスナッツを携帯しておくのもいいでしょう。

【意識して食べたい食材】においい成分を含む香味野菜「ニンニク・タマネギ」

「タマネギは生」「ニンニクは加熱」がポイント

ニンニク、タマネギ、ニラ、ネギなどの独特のにおいのある野菜には、**「アリシン」**という成分が含まれています。アリシンは、体内に入るとビタミンB12と結合して**「アリチアミン」**という成分に変化。このアリチアミンがテストステロンの分泌量を上昇させてくれると考えられています。

アリシンは刻むことで細胞壁が壊れ、栄養効果が発揮されますが、時間がたつほどに効果が弱まります。そこで切った直後に、生で食べるのがおすすめ。逆にニンニクは、生では胃にもたれやすいため加熱するのがポイントです。加熱によって生まれる**スコルジニン**という成分も、ホルモンの分泌を活発にすると言われています。ビタミンB12が豊富な豚肉をニンニクで焼く、食欲をそそる焦がしニンニクに新鮮なタマネギの輪切りを添えるなど、メニューを工夫しましょう。

食事編

【意識して食べたい食材】

「あさり」でアミノ酸を補給

50代の男性に必要な栄養がたっぷり

旨味たっぷりのあさりは、動脈硬化や高血圧症の予防に効果があると言われています。亜鉛も100g中に1・0㎎ほど含まれており、カリウムやカルシウム、鉄分、ビタミンB12といった栄養も豊富です。

また、**あさりに含まれるアミノ酸の一種「Dアスパラギン酸」**は、ホルモンの分泌に関与し、テストステロンの生成をサポートすると推奨されてきた成分でもあります。

ただし、最近はこのDアスパラギン酸がテストステロンに対して「効果がない」とする論文も発表され、賛否両論があります。もちろん食べてはいけない食材ではありませんし、先述の通り栄養豊富であることは確かですので、ご自身で試して効果を感じるようであれば、ぜひ続けてみましょう。

食事編

足りない栄養素は
サプリメントで補う

まずは不足している栄養素を知る

ここまで紹介してきた栄養素の多くは、サプリメントで摂ることもできます。特に亜鉛サプリは一般的にもよく飲まれていますし、私も抗酸化物質を補充するために、日頃からレスベラトロールやビタミン類のサプリメントを飲んでいます。食事から十分に摂取できない栄養素を効率的に補給する上では、とても便利です。

ただし、サプリメントを自己判断で選ぶと「摂りすぎ」になってしまう可能性があり、注意が必要です。自分が亜鉛不足だと思い込んで亜鉛のサプリメントを飲んでいたけれど、実は亜鉛の値は正常だったために亜鉛過剰症になってしまった例もあります。亜鉛過剰症は亜鉛欠乏症と似た症状があり、「足りていない」と誤解しやすいのです。

調子が悪いからとクリニックを受診し、調べてみると過剰症になっていたと判明することはよくあります。亜鉛過剰症は、胃腸障害や肝障害、腎障害を起こす恐れもあり、気をつけなければなりません。

自分にどの栄養素が足りていないかは、定期健康診断の血液検査からもある程度わかります。例えば、検査結果に「ALP（アルカリフォスファターゼ）」という項目がありますが、これは、主に肝臓に異常がないかを判断する目安ですが、亜鉛が不足しているとこの値も低くなります。正常値以下であれば亜鉛の補給を考えるといいでしょう。

また、自分に必要な栄養素を教えてくれる「サプリメント外来」を設けている病院もあります。ただ、保険がきかないので1～2万円と高額です。コストをかけずに検査をするのであれば、健康診断の結果を目安にするのがよいでしょう。

サプリメントの原料に注意

自分に必要な栄養素がわかったら、信頼できるメーカーのサプリメントを選ぶことも大切です。例えば同じサプリメントでも、メーカーによって原料が大きく異なります。私たちが食用としているものを材料としているのであれば良心的ですが、岩から採取したミネラルを使っている場合も。私たちが口にするはずもないものを体に入れていることになってしまいます。

さらに材料から亜鉛を抽出して加工する際に、成分が壊れたり失われたりすることもあります。ところがサプリメントは食品扱いのため、医薬品のように第三者による審査を受ける義務はありません。**つまり市場には亜鉛がまったく含まれていない「亜鉛サプリ」も出回っているのです。**

信頼できるメーカーを見分ける基準としては、お客様相談室の連絡先が明記されているかどうかも一つの目安となります。自分が必要とする栄養を知り、良質なサプリメントを取り入れましょう。

運動編

こまめに体を動かして運動量をアップ

運動とテストステロンの相関関係

テストステロンは大部分が精巣（睾丸）で生成されますが、筋肉でも合成されます。適度に運動をして筋肉に刺激を与えることも、テストステロンを増やすのにとても有効です。

これまでほとんど体を動かしていなかった人は、運動することを億劫に感じるかもしれません。しかし、続ければテストステロンが増え、それによって意欲が湧いて、ますます体を動かすのが楽しくなるという好循環が生まれます。

ただ、「運動しなければ」と思い込み過ぎてもストレスになります。さらに、頑張り過ぎも逆効果で、ハードな練習をしている市民ランナーはテストステロン値が低い人が多いことがわかっています。

また、基本的に運動後は血液中のテストステロンの数値が高くなりますが、フルマラソンなど激しい運動の後は逆にテストステロンが下がるというデータもあります。

簡単な運動を取り入れる

最初は「毎日の運動量を増やす」という意識を持つことからはじめてみましょう。私自身は、日常的に階段を使ったり簡単なスクワットをしたりと、気楽に運動を取り入れています。いくつか生活の中で運動量を増やすためのポイントを紹介しますので、参考にしてください。

【運動量を増やすためのポイント】

・横断歩道を使わず地下道を通る、オフィスで遠くのトイレを利用するなど、積極的に「遠回り」をする

・坂の多い道を選んで歩く。また、歩く時には早歩きを心がける
・電車移動のときには一駅手前で降りて歩く量を増やす
・エレベーターを使わず、階段を上り下りする
・信号待ちのときや家でテレビを見ているときなどに軽くスクワット
・風呂掃除、床掃除などの家事で体を動かす

どれも簡単にできることですが、こうした小さな積み重ねこそ大切です。運動量を増やす意識が身につけば、今度は「もう少しやってみよう」と前向きに運動ができるようになっていきます。

毎日でなくても、例えば20分程度の運動を週3回ほど行うのもいいですし、時間に余裕のある週末にウォーキングや軽いジョギングをはじめるのもおすすめです。自分に合う頻度で運動を取り入れていきましょう。

運動編

軽めのダンベルで
ゆっくり筋肉トレーニング

無酸素運動がより効果的との見解も

最近は、「無酸素運動」がテストステロンを増やすのにより効果的だとする研究が発表され、主流となっています。

無酸素運動とは、酸素を使わずにエネルギーを作り出す運動のこと。特に筋肉に負荷をかける筋トレは、テストステロンが合成される筋肉を増やすことにもつながります。体が引き締まれば、自信が出てポジティブになるというメンタル面の変化も期待できます。そうなればさらにテストステロンが増えるでしょう。

なお、筋トレというと「腕立て伏せ100回」など数が多いほうがいいイメージがありますが、**年齢を重ねていくと、少ない回数でもゆっくりやることで十分に効果が出る**と言われています。

おすすめは500g～1kgの軽めのダンベルを持って加圧をしながら、ゆっくりと体を動かす「スロートレーニング」。
以下に、自宅で簡単にできる筋トレをご紹介します。

【筋肉に負荷をかけるスロートレーニング】

◆肩や腕の筋肉を鍛える「重量挙げ」

①椅子に座り、両手にダンベルを持つ
②ガッツポーズをするように、両ひじを曲げる
③胸を開き、ひじを肩の高さまで上げる
④バンザイをするように、4秒かけて腕を斜め前にゆっくり伸ばす
⑤4秒かけて③に戻す
③~⑤を10回繰り返す

★ポイント★ 腕を斜め前に出すときは、ひじをしっかり伸ばしましょう

◆肩や腕の筋肉を鍛える「ボーリング」

①片手にダンベルを持ち立つ
②ダンベルを持っている手の反対側の足を前に出す
③肘を伸ばしたまま4秒かけてダンベルを持った腕を前に上げる
④4秒かけて戻す
⑤ダンベルを持った腕を4秒かけて後ろにゆっくり上げる
⑥4秒かけて戻す

★ポイント★ 後ろに動かすときは、なるべく高く上げましょう

◆お尻・太ももの筋肉を鍛える「スロースクワット」

①足を肩幅に開いて立つ。足先は真っすぐ前に向ける
②4秒かけて膝を曲げて腰を落とす。このとき、膝はつま先より前に出な

いようにする

③4秒かけて元に戻す

★ポイント★　腰を落とすときは、椅子にゆっくり腰掛けるイメージで行いましょう

◆ふくらはぎの筋肉を鍛える「つま先立ち」

①まっすぐ立ち、4秒かけてかかとを上げてつま先立ちになる

②4秒かけて元に戻す

★ポイント★　かかとはなるべく高く上げましょう

※「スロースクワット」と「つま先立ち」のトレーニングでは、体がグラグラする時には椅子の背もたれなどを持ち、安定させる

今から筋トレをすることで、将来の寝たきり予防にも

今から筋肉をつけておくことは、将来の生活にも影響します。

何もしなければ年齢を重ねるほどに筋肉量は減少し、筋力は低下していくばかりです。テストステロンが低下して筋肉が落ちることで何が一番問題なのかというと、歩けなくなることです。病気ではないけれど、気力が落ちて外出の機会が減り、体の働きが弱くなっている状態のことを**「フレイル」**と呼びますが、筋力の低下はこのフレイルに直結するのです。

下半身の筋トレは足腰の筋力をつけることにつながりますし、骨に負荷がかかることで、骨も強くなります。カルシウムが骨に沈着しやすくなるため、骨粗しょう症となるリスクも下げることができます。

将来「寝たきり」になることを防ぐためにも、ぜひ筋トレを取り入れましょう。

運動編

スポーツをするなら「勝ち負け」を意識

「勝ちたい」と思う気持ちが、男性ホルモンを活性化させる

50代の男性に好まれるスポーツといえば、一般的にゴルフ、サイクリング、ハイキングなどが多いかもしれません。どれも楽しく体が動かせていいのですが、テストステロンの分泌を高めるなら、対戦相手がいて「勝ち負け」がはっきりしているスポーツがおすすめです。

これまで述べてきたように、運動はテストステロン値を高めますが、勝負の要素があると、さらに効果的。**なぜならば、「負けたくない」「勝ちたい」と思うことが、男性ホルモンを活性化させるからです。**

例えば、スポーツ選手は試合や競技の前はテストステロン値が上昇し、試合に勝ったり良い成績を収めたりすると、さらにテストステロン値が上がることがわかっています。

ドーパミンの分泌とテストステロンの関係

「ドーパミン」という言葉を聞いたことがあるでしょうか。ドーパミンは何かに挑戦するときに、脳の中枢神経が刺激されて分泌される神経伝達物質です。ドーパミンが分泌されると、気持ち良さや喜びを感じ、やる気が出て行動力が高まるといった作用があります。

そして**テストステロンとドーパミンは、相互に分泌を高め合う働きがあります。**勝負に挑むときの緊張感でドーパミンが分泌され、それがテストステロンを増やすことにつながるのです。

「いいところを見せたい」が良い影響

勝負を競うスポーツとしては、フットサルやバスケットボールなどチームスポーツもいいのですが、一対一で戦う個人スポーツだとより勝負への緊張感が高まるため、おすすめです。

50代から新しいスポーツに挑戦しようと思っても、なかなかハードルが高いかもしれませんが、例えばテニスは何歳からでも始めやすいスポーツではないでしょうか。地域にテニスサークルがある場合も多いですすし、40~50代でテニススクールに通い始める人も少なくありません。

他にも趣味で社交ダンスをはじめて異性とペアを組み、競技会に出るまでになったという人もいます。

これらのスポーツの良いところは、異性も一緒にできること。異性がいれば「いいところを見せたい」という気持ちが芽生えやすい場合もあり、よりテストステロンの分泌に良い影響が出ます。

運動編

家庭用ゲーム機でのプレイなどで「eスポーツ」を楽しむ

家庭用ゲーム機でも運動ができる

いま40代後半~50代の方は、子どもの頃にゲームセンターに行ったり、ファミコンなどの家庭用ゲーム機で遊んだりした思い出のある方も多いかもしれません。今は家庭用のゲーム機がずいぶん進化しています。「ゲーム」といっても侮れず、楽しく運動不足を解消するアイテムとして、とても便利に使えるものがたくさんあります。

例えば、専用コントローラーを体に装着してトレーニングができるフィットネスゲームは消費カロリーを知ることもでき、モチベーションアップにもつながります。また、画面の動きに合わせて踊るゲーム、ボクシングの動きをしながらキャラクターを動かし、相手と対戦できる格闘ゲームなどもあります。

ゲーム性によって楽しみながら続けられ、軽めの運動から負荷の高い運動まで幅広く選べます。家族や友人と一緒に楽しみながら体を動かせるのもメリットです。

瞬発力や判断力が磨けるオンライン対戦

実際に体を動かさなくても、オンライン上で対戦を楽しむのもいいでしょう。「eスポーツ」という言葉を聞いたことがあるでしょうか。

一般社団法人日本eスポーツ連合（JeSU）はeスポーツを次のように定義しています。

《「eスポーツ（eSports）」とは、「エレクトロニック・スポーツ」の略で、広義には、電子機器を用いて行う娯楽、競技、スポーツ全般を指す言葉であり、コンピュー

ターゲーム、ビデオゲームを使った対戦をスポーツ競技として捉える際の名称》

eスポーツは2024年のオリンピック・パラリンピックの新種目としても採用が検討され、学校の部活動や専門学校もできるなど、急速に広がっています。体は動かしませんが「勝負を競う」という点ではスポーツと同じ。瞬発力や判断力が求められ、予測のつかない展開にドキドキしながらプレイすることで、テストステロンの分泌を高めることができます。もちろん、勝てばさらにテストステロンが増えるでしょう。

eスポーツはパソコンやスマホにダウンロードすれば簡単に始められ、家庭用ゲーム機を使ってできるものもあります。

野球やサッカーなど実際にある人気スポーツ、あるいはシューティングゲーム、デジタルカードゲームなど、さまざまなジャンルがあります。まずは気になるものを調べてみてはいかがでしょうか。新しい楽しみが広がるかもしれません。

運動編

スポーツ観戦で好きなチームを応援する

選手と一緒に戦っている気持ちがテストステロンを高める

スポーツが好きな方は、試合の行方を固唾を呑んで見守ったことがあるでしょう。スポーツに興味はなくても、ワールドカップなど大舞台に挑むアスリートを見て、思わず熱くなったことはないでしょうか。実はこのときもテストステロンの分泌が高まっています。ただぼーっと見ているだけでは変化はありませんが、「この勝負はどうなるのだろう」とドキドキしながら見るのがポイントです。

人の脳には**「ミラーニューロン」**という神経細胞があり、ほかの個体が行動するのを見て、自分が同じ行動をしたときと同様の反応をする働きがあります。選手を見て自分も一緒に戦っている気になるのは、このためです。

テレビ観戦でもいいですし、実際に試合を見にいくとさらに臨場感が味わえます。ぜひ応援するチームやアスリートを決めてスポーツ観戦を楽しみましょう。

生活習慣編

起きてすぐに朝日を浴びる

眠っているあいだの副交感神経から交感神経へスムーズに切り替える

朝の習慣としてぜひ毎日行ってほしいことが、**目覚めてすぐにカーテンを開け、朝日を浴びること**です。

なぜこれがテストステロンの維持につながるのかというと、眠っているあいだ優位になっていた副交感神経を、朝日を浴びることで交感神経へとスムーズに切り替えることができるからです。自律神経を整えることは、テストステロンのスムーズな分泌を促します。

食事編でもお伝えした通り、朝食をとることも交感神経への切り替えにつながりますが、朝日を浴びてから朝食をとることで、よりしっかりと切り替えることができます。

そして朝日を浴びると、体内時計のリズムを整えることもできます。

体内時計の働きのおかげで、私たちは夜になると自然と眠気を感じ、朝になると目が覚めます。さらに体内時計は自律神経を調整し、血圧の変動やホルモンの正常な分泌にも関わっています。もちろんテストステロンも体内時計が整っていないとしっかり分泌することができません。

ところが人の体内時計の周期はもともと約25時間でセットされており、一日の時間よりも長めです。何もしなければこのずれが大きくなってしまいますが、朝日を浴びることでリセットすることができるのです。この点からも朝日をしっかりと浴びることが大切というわけです。

曇りの日でもまずカーテンを開けて光を感じる

同じ光であれば、蛍光灯でも太陽光でも同じだと思うかもしれませんが、見た目では同じくらいの明るさに思えても、実際には光の量が大きく異なります。明るさを表す指標「ルクス」で比較してみましょう。

天気の良い日の屋外：10万ルクス
曇りの日：2～3万ルクス
蛍光灯の電気をつけた部屋：500ルクス

※数値は https://omclass.net/life_style/?p=260 を参照

太陽が見えない曇りの日でも、実際には蛍光灯をつけた部屋よりもはるかに明るいので、曇りだからといってカーテンを閉めたままにせず、ぜひ毎日カーテンを開けて窓際に立ちましょう。

体内時計をリセットして体を活動モードに切り替え、一日を精力的に過ごすことができれば、テストステロンの分泌もさらに高まります。

生活習慣編

ストレスを感じたら目を閉じて深呼吸する

ストレスはテストステロンの大敵

人は歳をとると、ストレスに対する抵抗力が弱くなると言われています。

さらに第1章でもお伝えしたように、ストレスはテストステロンの大敵です。ストレスを感じると脳の視床下部から分泌されるホルモンが減り、精巣で作るテストステロンの量も減ってしまうのです。

通勤時の満員電車や、長引く会議、思うようにいかない案件など、さまざまな場面でストレスを感じることがあるでしょう。

このときにおすすめしたいのが深呼吸をすることです。

いったん手を止めて目を閉じ、ゆっくりと呼吸をします。すると全身に酸素が行き渡り、血液やリンパの流れも良くなります。深呼吸によって副交感神経も優位になり、ストレスを軽減することができるのです。

生活習慣編

15分の短い昼寝をする

昼寝で脳や体の疲労をとる

ストレスもそうですが、テストステロンが作られなくなる要因は「疲労」にもあります。疲れが溜まって集中できない、イライラする……そんなときには、思い切って15分ほど昼寝をしてみましょう。

昼寝によって脳や体の疲労が取れ、起きたときには頭がスッキリとしているはずです。すると仕事にも集中して取り組めるようになります。

短い睡眠は**「パワーナップ(積極的仮眠)」**とも呼ばれ、その効用から海外の企業では取り入れられています。仕事がはかどれば、それによってテストステロンの分泌にも良い影響をもたらします。

昼寝のために横になれる場所がなければ、椅子に座ったままでも構いません。

職場のデスクや車の中、電車など眠れる場所を探し、15~20分ほど眠ります。周囲が騒がしければ、ノイズキャンセリング機能付きのイヤホンで音をシャットアウトすることができます。また、アイマスクやタオルで目を覆うとより眠りやすくなるでしょう。

なお、**30分以上昼寝に時間をとると本格的な眠りに入ってしまうので、浅い眠りにとどめるためにも15分程度にしておきましょう。**15分でアラームが鳴るように、あらかじめスマホをセットしておくのもいいですね。

昼食後すぐの昼寝には注意！

例えば、昼の休憩時間が12時から1時間と決まっていれば、昼食の後の15分ほどが昼寝をしやすいタイミングかと思います。**しかし、食べた後にすぐに眠るのは脂肪を溜め込むことを防ぐという点であまりおすすめできません。**

できれば、昼寝は午後2時～午後3時のあいだの時間がおすすめです。なぜなら、この時間帯は脂肪の合成に関係するBMAL1（ビーマルワン）の分泌量が最も減少する時間帯だからです。

BMAL1はタンパク質の一種で、脂肪を蓄積させる指令を出す役割をもっています。BMAL1は一日のなかで規則的に働きが変化し、21時以降に急激に増え、22時から深夜2時が活動のピークとなります。そして午後3時ごろは最も少なくなります。**BMAL1が増加すると、脂肪を蓄積しようとする働きが高まるため、最も減少する午後2時〜午後3時が太りにくいというわけです。**できれば昼食後すぐではなく、昼寝もこのタイミングでとるのがいいでしょう。

なお、午後3時以降の昼寝は夜の睡眠にも影響するため、控えましょう。

疲れやすいというのはテストステロン量の低下を示すサインでもあります。日中に昼寝をして疲れをこまめにリセットすることが大切です。

生活習慣編

夜の睡眠をおろそかにしない

テストステロンは夜に作られる

睡眠は人間にとって非常に大切なものです。ストレスや疲れをリセットしてくれ、日中のパフォーマンスにも大きく影響します。

しかし、年齢とともに眠りは浅くなります。さらにテストステロン値が低下している人は、寝つきが悪いとか、夜に何度も目が覚めるなどして睡眠の質も低下している方が少なくありません。

これまで述べてきたように、テストステロンの分泌は一日のうちで変化します。**そしてテストステロンが作られるのは基本的に夜。特に、深夜1時～3時はテストステロン生成の「ゴールデンタイム」だと言われています。**この時間帯はできるだけ睡眠にあて、体を休ませたほうがいいのです。

睡眠の質を高めるためにやっておきたいこと

睡眠時間が長い人はテストステロンの値が高いことが研究で明らかになっています。例えば、2011年の研究結果によれば、8時間の睡眠を1週間とってもらった男性10人に、10時間睡眠を3日間とった後と、5時間睡眠を8日間とった後とでテストステロンの値を比べると、5時間睡眠（睡眠不足期間）の後にテストステロンの値が10～15％も減少していました（American Medical Association の発表から）。また、7時間以上寝ている人はテストステロン値が高いというデータもあります。

もちろん仕事が忙しいと、まとまった睡眠時間をとるのが難しいこともあるでしょう。せめて睡眠中の眠りの質を高めるために、以下を試してみてください。

◆寝る1時間前はパソコン・スマホを見ない

ベッドの中でもついスマホを見て眠りにつくのが習慣になっていないでしょうか。ブルーライトを浴びると眠気を誘うホルモンが出にくくなり、スマホで得た情報が刺激となり、脳が興奮して寝つきが悪くなることもあります。

◆夜はカーテンを閉めて部屋をしっかり暗くする

カーテンが薄ければ遮光カーテンにするのもいいでしょう。そして朝になったらカーテンを開けて朝日をしっかり浴びましょう。

◆食事は寝る2時間前までに終える

◆寝る前のカフェインを控える。寝酒も飲みすぎない

いずれも一般的によく言われていますが、意外とおろそかにしがちなことではないでしょうか。できるだけ質の高い睡眠をたっぷり取ることが、テストステロンを増やすためにも重要です。

生活習慣編

「休日の朝寝」はプラス2時間にとどめる

起床時間がバラバラだと体内時計が狂う原因に

仕事が休みの日の朝くらいは、ゆっくり寝たいと思う方も多いでしょう。とはいえ起きるのが昼になるなど普段の起床時間から大幅に変われば、**体内時計がずれる原因**となってしまいます。体内時計はテストステロンの正常な分泌に関係しています。せっかく夜の睡眠に気をつけたとしても、起床時間が遅すぎることで狂ってしまうのです。

許容範囲は、普段の起床時間からプラス2時間です。毎朝7時に起きているのであれば、休日も9時には起きてほしいと考えています。朝9時に起きようと思えば、自然と前日も夜更かしせずに早めに寝ようという気持ちになるのではないでしょうか。たっぷり寝て朝はスッキリ起きて、休日も充実した一日を過ごしましょう。

生活習慣編

お風呂はシャワーで済ませず湯船に浸かる

深部体温を下げ、質の良い眠りへ

毎日しっかり湯船に浸かっているでしょうか？　夏場は特に簡単にシャワーで済ませてしまう人もいるかと思いますが、季節を問わず、お風呂には毎日入っていただきたいと考えています。お風呂に入ることで新陳代謝が高まり、テストステロンに影響を及ぼすストレスの解消にもつながります。

さらに、眠りの質を高める上でも入浴はとても大切。

人は内臓や脳の温度「深部体温」が下がると眠りにつきやすくなります。入浴によって体が温まると、血行やリンパの流れが良くなり、手足の末梢血管が広がります。すると手足から熱を外に放出することで深部体温が下がりやすくなり、スッと眠りにつけるようになるのです。好きな香りの入浴剤を入れれば、リラックス効果を高めることもできます。

生活習慣編

週に一度は熱めのお湯に浸かる

ヒートショック・プロテインでストレス解消

毎日入浴するなかで、週１回はお湯の温度を熱めにして入浴することもおすすめです。熱いお湯にすると、血流がさらに良くなりますし、**「ヒートショック・プロテイン（HSP）」**が生み出されることも大きなメリットです。

ヒートショック・プロテインとは、体を熱することで生まれるタンパク質の一種。傷んだ細胞を修復し、免疫細胞の働きを強め、体の酸化を抑えるなどさまざまな作用があるとされています。ストレスの解消にも効果があると言われ、その効果は４日間ほど持続します。１週間後に元に戻るため、週１回の頻度で熱めのお湯に浸かり、ヒートショック・プロテインを作るというわけです。

ヒートショック・プロテインを生成するためには、体温を普段よりも１～２度ほど高くすることがポイント。
そこで、入浴の温度と時間は次のようにすると良いと言われています。

42度の場合：10分ほど入浴
41度の場合：15分ほど入浴
40度の場合：20分ほど入浴

お湯が熱すぎる場合は入浴時間を短くするなど調節しながら、体温を高めます。
ちなみに男性は陰嚢を温めすぎると精子の質や量の低下につながるため、お風呂上がりには陰嚢に水をかけて冷やしましょう。

効果を高めるには入浴後の「保温」もポイント

ヒートショック・プロテインの効果を取り入れる入浴は、**「HSP入浴法」**と呼ばれますが、このHSP入浴法で最も大切なのは、**保温時間**だと言われます。

体温を37度以上に保つことで体内のHSPが増えますから、お風呂上がりも体温をキープするのがポイント。体が冷えないように浴室内で体の水分を拭き取り、室温が低い冬は、浴室内で服まで着てから浴室の外に出るようにします。そして入浴後は冷たい飲み物は避け、常温の水かお湯を飲んで水分補給をしましょう。

なお、熱いお風呂に安全に入るためにも、入る前には浴槽の蓋を開けたり、床や壁にシャワーをかけるなどして、あらかじめ浴室を温めておいてください。

そして冷え切った体のまま熱いお風呂に入ると、温度差で血圧が大きく変化してしまうため危険です。いきなり浴槽に入るのではなく、まず手先・足先と心臓から離れた部分にかけ湯し、次に体の中心にお湯をかけ、そのあとで入浴しましょう。

※高血圧や動脈硬化を抱えている方は熱いお風呂は避ける。

生活習慣編

下半身を締めつける
タイトな下着は避ける

陰嚢がホルモンを分泌する環境を整える

普段、下着はボクサーパンツを穿いている男性も多いかと思います。冬は保温効果のあるタイツを穿く人もいるかもしれません。しかし、テストステロンの生成を考えると、下着で下半身を締めつけるのは、避けたほうがいいと考えます。

陰嚢は、テストステロンを生成・分泌する睾丸が入っている袋です。その陰嚢の表皮はアコーディオン状になっていますが、これは暑いときに広がって中の熱を逃し、寒いときには縮まって一定の温度を保つ役割があります。しかし下着で圧迫されるとこの働きが阻害され、陰嚢の温度が上昇してしまうのです。

対策として、下着をトランクスにするのもいいでしょう。また、昔の「ふんどし」も理にかなったアイテムです。最近は、ふんどしの快適さが再び注目され、さまざまな商品が販売されています。自分に合うスタイルを探してみましょう。

生活習慣編

「自分の外見」に気を使う

気に入った服を着れば気分も高揚

皆さんは着るものや持ち物にこだわりはあるほうですか? 着るものを選び、身なりを整えることが億劫になっていないでしょうか。

テストステロンは**「見栄っ張りホルモン」**とも言われ、「外見に気を使っているか」は体内のテストステロンの状態を推し量るバロメーターでもあります。

自分の好みの服を着る、髪型を整える、ネクタイや鞄を新調するといったちょっとしたことでも、自然とワクワクした気持ちになり、どこかに出かけたくなったり、人に会いたくなったりするものです。そういったことがテストステロンの分泌に良い影響を与えます。

形から入ることはとても大切です。無難な服ばかりでなく、ときには明るい色や派手な格好に挑戦するのもいいでしょう。ぜひおしゃれを楽しんでください。

生活習慣編

仕事以外のコミュニティで仲間をつくる

定年後「家にこもりきり」にならないために

テストステロンは**「社会性のホルモン」**と言われ、リーダー的な立場の人は、テストステロン値が高い傾向にあることがわかっています。テストステロンを維持するためにも、「社会の一員として生きている」という意識を持ち続けることはとても大切です。

会社員であれば、会社というコミュニティの中で責任を持って働いている人も多いことでしょう。ただ、所属するコミュニティは「居心地のいい場所であること」が重要です。いくら責任ある立場でも、ストレスが多ければテストステロンも減少してしまいます。

また、忙しく働く人ほど仕事優先となり、職場以外のコミュニティを持っていないことが多いものです。すると、定年後にどうなるでしょうか。仕事がなくなったことで社会の一員としての意識が急速に薄れてしまい、そのうち家から出るのが億劫になるかもしれません。そこから深刻なテストステロン不足に陥る可能性もあります。

コミュニティで自分の役割をもつ

将来、家にこもりきりになることを防ぐため、今から仕事以外のコミュニティを見つけておくことが大切です。

例えば、ボランティア活動をするのもおすすめ。**自分が社会に貢献していると感じることで、テストステロンの分泌が増加します。**

もちろん自分の趣味の活動でも構いません。自分の好きなことにマッチする活動をしている団体やサークルがあれば、積極的に参加してみましょう。

今はコミュニティの活動に参加できなくても、定年後に向けてどんなことができるかシミュレーションをしておいてもいいですね。住んでいる地域によって異なりますが、町内活動もさまざまなものが行われています。ぜひ今からアンテナを張って探してみましょう。

コミュニティを見つけたら、さらにそのなかで活動の広報や会計係など、何か役割をもつこともポイントです。人から頼られれば「自分が必要とされている」と感じることができ、テストステロンの分泌にも良い影響が出ます。

なお、コロナ下ではリモートで人と会うことが一般的になりました。今はオンライン上での活動をメインとするコミュニティもあるかもしれません。確かに移動に時間が取られることもなく便利なのですが、リモートで済ませることを繰り返すうちに、だんだん人と対面で会うことが面倒になってくるものです。これはテストステロンにとってはよくありません。定期的に対面で人に会う場があるコミュニティを選び、なるべく外に出る機会をもちましょう。

生活習慣編

新しいことにチャレンジして意欲や好奇心を刺激する

自然とやる気が出てワクワクするものを探す

テストステロンは冒険心や新しいことへの挑戦を促す作用があります。「現状維持でいい」と何もしないよりも、冒険や挑戦をすることがテストステロンを増やすことにつながります。

例えば資格取得に挑戦するのもいいでしょう。仕事のスキルアップ、語学、あるいは自分の趣味に関する検定など、自然とやる気が出てくることを探してみましょう。目標を定めて努力をし、資格取得に成功すればさらに自信がつきます。それがテストステロンの分泌を高めることにつながるのです。

また、好奇心をもつこともポイントです。子どもの頃、いつもと違う道を通るだけでドキドキしませんでしたか？ 知らないジャンルの音楽を聴いてみる、食べたい料理を自分で作ってみるなど、好奇心を刺激することを見つけましょう。

生活習慣編

パートナーの目を見て感謝を伝える

パートナーとの良好な関係が症状軽減につながる

一番近い存在であるパートナーとの関係が良好で、日頃からしっかりコミュニケーションが取れていることは、テストステロンにも良い影響があると考えます。

50代にもなると夫婦として長い月日が経ち、新婚の頃とは関係が変わっている人がほとんどではないでしょうか。だんだんと会話が減ってきて、お互いが空気のような存在になっていることもよくあります。

パートナーと良好な関係が築けていれば、日頃から機嫌よく会話を楽しむこともでき、小さなストレスも自然と解消されるものです。

そして私のクリニックでは、奥様が「夫の様子がいつもと違う」と異変に気づいて受診をすすめるケースがよくあります。あるいは奥様がご主人を引っ張るように連れてくることも。

夫婦の関係が良好でご主人を大切に思っているからこそ治療につながり、家庭での生活改善にも協力が得られ、症状を軽減させることができるのです。

まずは「ありがとう」「ごちそうさま」と言うことから

私自身はあるときから、あえて妻に朝晩「愛してるよ〜」と言うようにしました。これもきっかけは、このままではお互いにどこか空気のような存在になっていくのではないかという危機感があったからです。

もっとコミュニケーションを取るにはどうしたらいいだろうと考え、試しに「愛してるよ〜」と口にしてみました。真剣に言うわけではなく、半分はジョークではじめたのですが、お互いに悪い気はしません。だんだんと会話をする機会も増え、今ではすっかり挨拶代わりとなっています。

「愛してる」はハードルが高くても、例えばパートナーの目を見て、**「ありがと**

う」と口に出して言うことからはじめてみてはどうでしょうか。

パートナーが自分にしてくれるさまざまなことに対し、どこかで「当たり前」になっていないでしょうか。ちょっとしたことでもその都度、相手の目をちゃんと見て「ありがとう」と言ってみましょう。

例えばご飯を作ってくれたら、毎回**「ごちそうさま」「美味しかったよ、ありがとう」**と言う。それだけでも関係は変わってくると思います。

これから歳を重ねていくなかで、いま以上に心や体にはさまざまな変化が訪れます。老いを感じる場面もますます増えていくでしょう。パートナーはそんな人生を一緒に肩を並べ、歩んでいく大切な相手です。これから先の人生においてもお互いに愛情をもち、慈しみあう関係でいたいものですね。

生活習慣編

日頃から自分の心身の状態をチェックする

「歳だから仕方ない」で不調のサインを見過ごさない

ここまでテストステロンを増やすためのさまざまな方法をご紹介してきましたが、最後に皆さんにしてほしいことは、日頃から自分の心身の状態を把握する癖をつけることです。常に「今日の自分の調子はどうだろう」と自分自身に確認するようにしましょう。

意欲の減退や不眠、体力の衰えなど、心身のさまざまな不調は「歳だから、そんなものだろう」と簡単に考えがちです。しかし泌尿器科などの受診が必要となっている可能性もあります。そして早い段階であるほど、簡単な治療や生活改善で症状は良くなるのです。

本書の62・63ページに掲載している「テストステロンチェック」を繰り返し活用し、不調のサインを見逃さないようにしましょう。

おわりに――心の不調は自分では気づきにくい

本書を手にとってくださった方の中には、自分のことではなく夫や父親、あるいは友人の症状改善や予防のために読まれている方もいるかもしれません。

そこで最後に、テストステロンを増やすために周りの人ができることをお伝えします。

心の不調は特に、自分自身では気づきにくいことが多いものです。ご本人と接する中で、「今まで好きだったものに興味を示さない」「話しかけても上の空で、生返事しか返ってこない」「以前よりもイライラしていることが多い」「だるい、疲れたと頻繁に言う」といったことがあれば、病院（泌尿器科）への受診をすすめてください。

血液中のテストステロンや亜鉛の値を調べ、治療が必要であれば、なるべく早い段階から適切な治療を受けることが大切です。

そして、ご本人が治療を継続できるようサポートし、治療の効果が高まるよう生活習慣の改善にぜひ協力してください。

周囲が働きかけることによってご本人の回復も早まりますし、回復後も再びテストステロン不足に陥るのを防ぐことができます。

以下に、日常生活で周りの人ができることを紹介します。

【ご本人への働きかけの例】

◆良いところを見つけて、どんどん褒める

友人や家族、会社の同僚などから「認められている」と実感できている人は、テストステロン値が高い傾向にあります。良いところを見つけて、どんどん褒めましょう。

◆一緒に打ち込めること、興味を持てることを見つける

新しいことにチャレンジすればテストステロンの分泌量は高まります。一人だと一歩を踏み出せなくても、親しい人と一緒ならスタートできるかもしれません。

◆テストステロン値を高める食事を一緒にする

本書の「食事編」を参考に、朝食をしっかり食べ、栄養をしっかり摂れるようメニューを工夫しましょう。また、一緒に外食に行ったら、テストステロンの分泌に良い食材を取り入れられるよう、すすめてください。

◆できるだけ外へ連れ出す

家にこもっているとテストステロンは分泌量が減ってしまいます。外出の機会が増えるよう、ご本人が興味を持ちそうな場所に誘ってみましょう。

◆一緒に体を動かす

運動もテストステロンを増やすためには大切です。一緒にウォーキングをするなど、楽しみながらできることを見つけてください。

周りの人にとっては、相手の元気のない様子やイライラしているところを見ると、性格が変わってしまったのかと悲しくなったり、逆に腹立たしく思うこともあるでしょう。しかし、今はテストステロンが足りないだけかもしれません。性格が変わってしまったわけではないと捉えてほしいと思います。

そして、想像していただきたいのは、ご本人もつらい状況にあるということ。体力が落ちてしまった。気力がわかない。自分でコントロールできないほどイライラしてしまう。集中できない。この状況がいつまで続くのか、以前の自分に戻れるのかと不安に思っているかもしれません。

適切な治療や生活改善で少しずつ症状は軽くなっていきます。ぜひご本人の気持ちに寄り添いながら、生活をサポートしていただけると幸いです。

平澤精一（ひらさわ・せいいち）

医師・マイシティクリニック院長
日本医科大学卒業。日本医科大学大学院医学研究科にて、医学博士号取得。日本医科大学付属病院、三井記念病院などの勤務を経て、1992年にマイシティクリニックを開業。2014年から東京医科大学地域医療指導教授として医学生の教育にも関わる。現在では新宿区医師会会長をつとめ、東京都医師会、新宿区医歯薬会、新宿医療行政関連の委員、役員を兼任。所属学会・医学会は日本泌尿器科学会、日本性感染症学会、日本メンズヘルス医学会、日本抗加齢医学会等多数。健康寿命に深くかかわる「テストステロン」の研究者として、「熟年期障害」の治療、高齢者の健康を守る取り組みを数多く実践。新聞ほか、多くのメディアにその活動が取り上げられている。著書に『熟年期障害』『長生きの切り札！ 亜鉛チャージ健康法』（アスコム）、『朝までぐっすり！ 夜中のトイレに起きない方法』（アチーブメント出版）などがある。

取材・執筆　堀容優子　梅田梓

編集　塚越雅之（TIDY）

装幀　小口翔平＋畑中茜（tobufune）

本文・DTP　土屋光（Perfect Vacuum）

図版イラスト　Miyaco Utao

50歳をすぎて
「最近、気力・体力が落ちた」と思ったら読む本

2023年　2月10日　初版発行

著者　平澤精一

発行者　太田宏

発行所　フォレスト出版株式会社

〒162-0824　東京都新宿区揚場町2-18　白宝ビル7F
電話　03-5229-5750（営業）　03-5229-5757（編集）
http://www.forestpub.co.jp

印刷・製本　日経印刷株式会社

乱丁・落丁本はお取り替えいたします。

ISBN978-4-86680-216-9　